透析生活が楽しくなる本

東村山ネフロクリニック 院長
江川宏寿 EGAWA HIROTOSHI

幻冬舎 MC

透析生活が楽しくなる本

はじめに

「塩辛いものが大好きで、やめられない」
「家族に内緒で、食べてしまう」
「運動嫌いで、ついゴロゴロ」

この本を手に取ってくださった透析患者の方のなかには、耳の痛い人がいるかもしれません。

「どうせ先は長くないのだから、我慢するだけ損」
「つらいことばかりで、なんのための透析なのか」

一方、患者のこんな言い訳や嘆きに、頭を抱えている家族の方もいることでしょう。

透析治療はご存知のとおり、機能しなくなった腎臓の代わりに、機械によって体内にたまった老廃物や余分な水分を排出する治療です。受けなければ尿毒症などで死に直結しますから、ひとたび始まれば一生の付き合いになります。

だからこそ、体に優しく、楽に続けられる治療であることが望ましいのですが、残念ながら一般には〝とてもつらい医療行為〟と認識されているのが現状です。

決まった曜日に施設へ行かなければならない、透析後はだるくてぐったりしてしまう、そして厳しい水分制限や栄養管理に縛られる。

食べたいものを食べ、のどが渇けば水やジュースを飲むといった、ごく当たり前のことを我慢しなくてはならないというのは、生きる楽しみの大部分を奪われるようなものでしょう。

しかも、それほどつらい思いをしても、透析患者の予後は厳しいものがあります。もともと腎機能が低下すると動脈硬化を起こしやすいうえ、透析で人工的に血液循環させるため心臓に負担がかかり、心不全を起こしやすいほか、リンなどのミネラルバランスも崩れやすく、命に関わるさまざまな合併症のリスクが高まるからです。日本透析医学会によれば、透析開始後の5年生存率は6割程度、10年生存率は3割程度しかないとされています。

我慢に我慢を重ねても長く生きられる保証はなく、いつ大きな合併症を起こすかわからない——患者は常に不安を抱え、食べたいものが食べられない、したいことができないと不満をつのらせ、生きがいが非常に見いだしにくいものになっているのが実状です。

施設との相性の問題もあります。国内には4300以上の透析施設がありますが、規模や医療スタッフの数、設備などの環境や院内の雰囲気もそれぞれ異なります。血液透析は前述のとおり長時間かかり、それを基本的に週3回繰り返しますから、本来、安心して心地よく過ごせる場所であるべきです。ところが環境面やスタッフの対応などに不満をつのらせているケースは決して少なくないと、私のクリニックに転院してくる患者の声などから感じています。

私の医師としてのキャリアは外科医からのスタートでした。北海道の、300人規模の大きな透析施設を持つ病院に赴任し、シャント造設等の外科的な処置を担当していましたが、そこで多くの悩める患者と出会ってきました。

水分や塩分制限、リンなどのミネラル摂取の管理の厳しさについていけず、つい水をたくさん飲んでしまう人。塩辛いものをたくさん食べてしまった結果、透析困難となった人。透析治療中の体調の悪さからイライラして、院内スタッフや周囲の患者に当たり散らす人。自暴自棄になって「生きていても仕方ない」と嘆く人……。

そのような患者たちと向き合っているうちに、私は一方的なルールの押し付けでは決して、「患者にとって良い透析生活」にはならないことに気づきました。

それよりも、まずは患者の「あれをしたい、これをやりたい」に耳を傾け、それをできるだけ叶えるためにどうしたらよいかを一緒に考えていくほうが、よりストレスの少ない、穏やかな透析生活を送れるようになる、と確信したのです。

「そうはいっても、透析ってルールだらけでしょ?」と怪訝に思われるかもしれません。もちろん、水をがぶ飲みしたいならそうしていいよ、食べたければなんでもどうぞ、という〝放任〟とは違います。しかし、ただやみくもに我慢しなければならないのかといえば、工夫次第である程度満足が得られる方法もありますし、我慢するにしてもあまり苦にせず我慢ができるようになる考え方も存在します。そうした〝ちょっとした工夫〟

を伝えられるかどうかで、患者の不満や不安の度合いはかなり変わってくるのです。

透析クリニックを患者の「第二の自宅」に――制約や我慢をなるべく患者が意識しないように治療に取り組み、穏やかな気持ちで透析を受けてもらう。こうしたポリシーのもと、私が院長を務める透析クリニックには、他施設で透析治療を受けていたものの満足できずに何度も転院を繰り返してきた患者が何人もいます。そのような人でも「ここなら安心して受けられる」とずっと通院していただいているのです。

院長である私自ら穿刺まで行い、透析中の不快な症状にも私が自ら処置をします。なにより一人ひとりに毎回、こまめに声を掛け、体の調子はどうか、気持ちの面ではどうか、つらいことや悩んでいることはないか把握し、安心してもらうよう心がけています。

「濃い味が大好きで、減塩できない」―大丈夫です。1週間で薄味に慣れる策があります。

「一人将棋は好きだが、体を動かすのはおっくう」―大丈夫です。それも運動になるんです。

「今の施設に不満が。でもどこへ行けばいいのか」――大丈夫です。良い施設の選び方を教えます。

「第二の自宅」として、家庭での過ごし方や人生の悩みについてなど、ご家族からの訴えにも時間を取って耳を傾け、相談にのっています。私のクリニックは一般内科も診療しますので、家族全員が私を主治医として、頼ってくれているケースもあります。

本書では、おもに透析患者の家族から多く寄せられる不安や相談をピックアップしてそれに答えるかたちを取り、透析にまつわるさまざまな不安――食事や運動、施設の対応、生きがいづくりなどに関することを取り上げます。患者ができるだけ穏やかに、そして前向きに透析生活を送るヒントや、家族の接し方のポイントについてもまとめました。

透析治療を受けているすべての人とそのご家族にとって、本書が穏やかで生きる楽しみに満ちた生活を送るための道しるべになれば、このうえない喜びです。

目次

第二章

大好物は我慢しない！
食べたいものを食べるためのひと工夫

第三章
筋トレやエクササイズでなくてもいい！ 好きなことをすれば自然と運動量は上がる

はじめに

第四章
医療機関への不満は我慢しない！ 透析のストレスを最小限にする病院選び

第五章 やりたいことは諦めなくていい！ 透析をいかに前向きに受け入れ、生きがいを見いだすか

第六章
考え方次第で苦にならなくなる
――患者さんから学ぶ、より良い透析ライフのヒント

第一章

透析生活で本人と家族が抱える「はけ口のない不安」

高齢化を背景に増え続ける透析人口

皆さんは、血液透析にどんなイメージを持っているでしょうか?

すでに始めている人は、導入前と後でイメージは変わりましたか?

インターネットなどに出ている透析患者さんや家族の声を見ていると、これだけ医療が発達した日本においても、血液透析は決して「楽ではない」治療であることが浮かび上がってきます。

水分制限が厳しい、食事に気をつけなければならない、体重や血圧の管理が大変、週3回の通院ごとに数時間の拘束で、自由にできる時間が少なくなる、体調不良を起こしやすい、などなど……。

しかし、そのような「楽ではない」治療を受けている人がここ半世紀の間、増加の一途をたどり、世界からも「透析大国」という、あまりありがたくない見方をされているのが日本の現状です。

国内において、血液透析の学術発展への寄与を目的に活動している日本透析医学会が毎年発表している「わが国の慢性透析療法の現況」によると、2017年末時点での透析患者数は32万1516人。男性20万8870人、女性11万2646人で、男性患者数は女性の約1・9倍です。

図表1が示すように日本の透析人口はずっと右肩上がり。ここ数年では毎年5000人前後増えています。

ひと昔前には不治の病といわれていた腎臓病も、医療の発達とともに進行を遅らせ、腎臓機能の低下を防いだり遅らせたりすることができるようになってきました。

透析も例外ではなく、半世紀ほどの歴史のなかで設備も技術も目覚ましい進歩を遂げています。昔であれば救えなかった重度の腎不全も、透析で命をつなぐことが可能になっているのです。

透析は、腎移植が進まない日本においては、腎不全治療の「最後のとりで」といえるでしょう。

高齢者人口の増加もあいまって、透析患者の数は年々増え続けているのが現状です。2025年までに、いわゆる団塊の世代が続々と後期高齢者となっていきます。

団塊の世代といえば、食生活が欧米化し始めた1970年代に青年～壮年期を迎え、栄養過多が指摘された最初の世代といっていいでしょう。

糖尿病や高血圧といった生活習慣病の有病率も高い傾向があります。これらを背景とする原疾患の増加は、透析患者数の押し上げにも大きな影響を及ぼします。

透析の導入患者の原疾患で最も多いのは糖尿病性腎症で、日本透析医学会によれば、男性の導入患者の4割以上、女性の3割以上が該当します。

国内の糖尿病の患者数は、厚生労働省のデータ（2017年患者調査）によると328万人を超え、過去最高となっています。糖尿病も、次々と新しい薬が登場するなどでひと昔前に比べればコントロールがしやすくなってきたとはいえ、患者数自体が増えているため、透析に至る数は今後も増えていく見込みです。

なお、透析患者のおもな原疾患はほかに、慢性糸球体腎炎や腎硬化症などがあります。（図表2）1990年代後半まで、透析の原疾患は慢性糸球体腎炎が1位でしたが、それ以降は糖尿病性腎症にその座を譲っています。

透析患者も高齢化している

透析治療に関する統計数値から読み取れるのは、患者数の増加だけではありません。

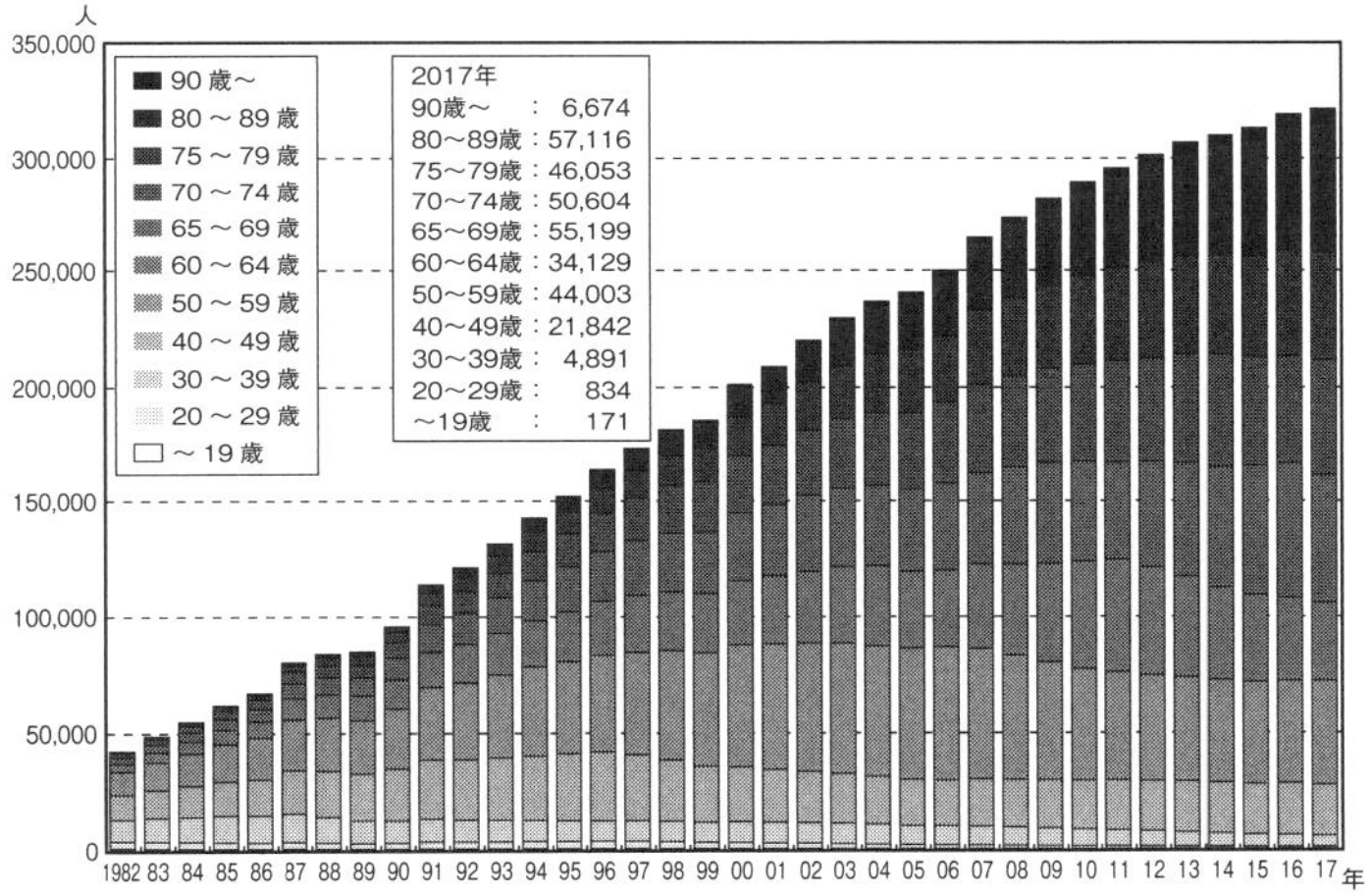

慢性透析患者　年齢分析の推移，1982-2017　　出典：厚生労働省

図表1　透析患者数推移と年齢分布

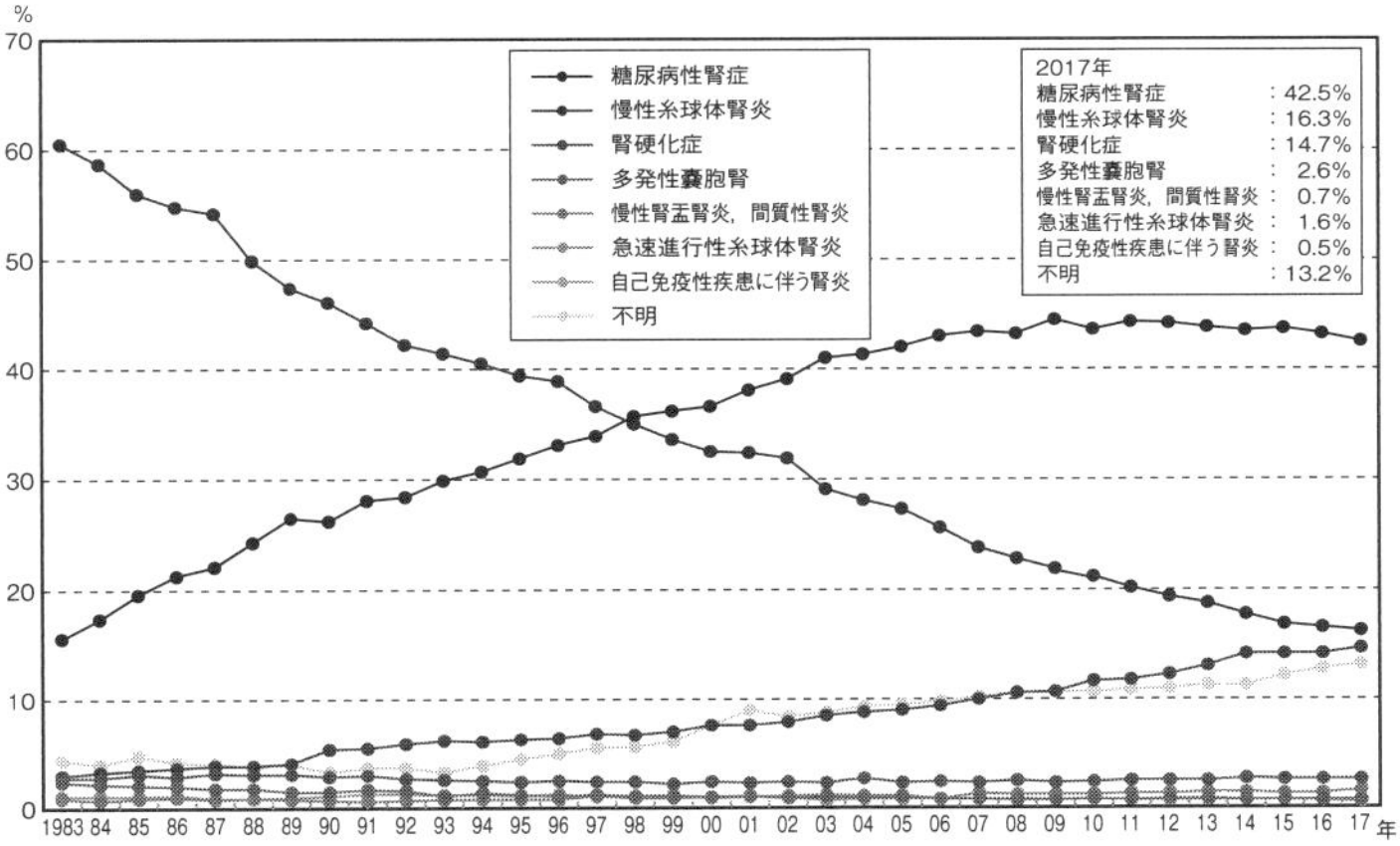

慢性透析患者　原疾患割合の推移，1983-2017　　出典：厚生労働省

図表2　透析導入患者の原疾患と割合の推移

透析の導入年齢や患者の平均年齢も、この数十年の間にぐっと上昇しています。

透析導入年齢については、日本透析医学会の統計によると、１９８５年では平均54・4歳だったのに対し、２０１7年では平均69・7歳となっており、なんと10歳も高くなっています。なお、患者の平均年齢も１９８5年で50・3歳だったのに対し、現在では68・4歳となっており、こちらも約18歳、高齢化しています。

これは、透析に至るまでの薬物治療等が進化した表れともいえます。つまり、昔は今ほど良い薬がなく、腎機能の低下が早く進んでしまったために、若いうちから透析導入せざるを得なかったのですが、今は病状のコントロールがしやすくなってきたために、できるだけ自分の腎臓で頑張って、透析の導入を遅らせることができているということです。

しかしそれでも、腎臓そのものの機能を回復させる治療は、今の医学では確立されていません。腎臓の残存機能をできるだけ長く保持することが、腎機能低下に対する治療目標となっていますから、透析の導入年齢や患者平均年齢が高齢化しているのは、当然の流れといえるでしょう。

透析の技術は進歩しているとはいえ、受ける人が高齢になればなるほど体への負担が心配です。これについては後述します。

透析は、腎臓の代わりにはならない

透析は、腎臓の機能を機械が代わりに行う治療ですが、生体の腎臓とまったく同じことができるわけではありません。

図表3は日本腎臓学会が作成した、慢性腎臓病におけるステージ（病期）別の腎臓機能を示したものです。

ステージが1から5に進むにしたがい、腎機能の指標の一つであるGFR値（糸球体濾過量）が低下します。健康な人のGFRを100とした場合、慢性腎臓病で最も進行したステージ5、腎不全と呼ばれる状態では、その機能は15未満となってしまいます。

腎不全になると、致命的な合併症のリスクが高まります。例えば水分を排出することができなくなるため、体内にたまって肺水腫という肺が〝おぼれる〟病気になりますし、むくみが顕著になり心不全も起こしやすくなります。また、排出されるべき不要物もたまりますので、尿毒症となりこちらも死に至ります。

透析治療は、腎不全によるこうした致死的な合併症を回避するための治療です。ステージでいえば、ステージ5のケースが治療対象となります。ステージ5は腎機能15以下ですから、機械を使ってそれを上回るのと同様の状態にしましょう、というのが透析の治療目標になります。

それでも、健康な人を100とすればその5分の1以下ですから、致死的な状態は避けられたとしても、腎機能低下による体調不良を100％回避することはたいへん困難です。

もちろん透析に用いられる透析液や、ダイアライザーなどの設備は、目覚ましい発展をとげており、高性能のものが登場しています。しかしやはり、生体の腎臓にはかないません。その能力には限界があるのです。

加えて、ダイアライザーは基本的に不要物の濾過が主目的であり、昨今はさまざまな付加価値がついているものが登場してはいるものの、腎臓が持つ機能をすべて肩代わりできるわけではありません。例えば、血圧の調整や造血機能などは備わっていませんし、ミネラルバランスを取る機能も限定的で、注射などのほかの治療が必要となります。

生体の腎臓は非常に複雑なシステムで、体のホメオスタシス（機能維持）を24時間、

病期ステージ	重症度の説明	進行度による分類 GFR mL/min/1.73㎡
	ハイリスク群	≧90 (CKDのリスクファクターを有する状態で)
1	腎障害は存在するが、GFRは正常または亢進	≧90
2	腎障害が存在し、GFR軽度低下	60〜89
3	GFR中等度低下	30〜59
4	GFR高等度低下	15〜29
5	腎不全	<15

図表3　標準的な施設透析と腎機能の比較

たえまなく行っています。それを、週3回、数時間という限られた時間の中で、機械が完璧に代わりを務めるということは、どんなにその機械が発達したとしても難しいといっていいでしょう。

人工ゆえ、体に負担がかかりやすい

腎不全に陥った人が生きていくためには、腎臓移植を受けない限り、血液透析を一生続けていかなくてはなりません。長い付き合いになりますから、体には極力、優しい治療であることが望ましいといえます。

しかし、本来、生体の腎臓が自然に行っているの老廃物の除去を、人工的に行うというのは多かれ少なかれ体に無理をかけることになります。生体の腎臓であれば毎日24時間できている老廃物の処理を、血液透析は2～3日分まとめて、一気に行わざるを得ないからです。短時間で体内の環境が急に変わることになるので、体がその変化についていけず、不快な症状が起こりやすくなるのです。

透析前後に起こりやすいおもな症状は次のとおりです。

・血圧の低下

透析では、血液中の余分な水分を除去するため、血液の総量もそれによって減少します。流れる血液の量が少なくなれば、それを体内に巡らせるために必要な圧（血圧）も弱くなります。このとき生体なら徐々に、体に負担なく下がっていくのが普通ですが、透析では短時間で血液量が減りますので、血圧も急低下しやすいのです。これにより、ふらつき、悪心、倦怠感などの症状が出やすくなります。

・脈拍が遅くなる

脈拍は心臓の拍動（心拍）に連動しています。そして心臓は、血液を全身に送り出すポンプの役割を果たしていますので、その血液量が少なくなれば、心拍は間隔があくようになります。一般に、脈拍が40回／分を下回ることを除脈といい、多くの場合息切れやめまい、悪心などが見られますが、透析では心拍が遅くなることで除脈になりやすくなるので、これらの不快な症状が出やすくなります。

・発熱

透析では、血液を一度体外に出し循環させます。温かい体内を巡っていた血液は、外に出たときに熱を失いやすくなります。また、熱は水分を除去することでも失われます。このとき体内では、体温を上げようとして交感神経が活発になり、そのために血管が収縮したり、皮膚からの熱の放出が抑えられたりするので、体温が上がる人が多く見られます。

なお、透析中ではありませんが、細菌やウイルスに対する抵抗力が弱い透析患者さんは感染症にかかりやすく、そのために発熱するケースもよく見られます。

・筋けいれん

いわゆる「足がつる」症状です。除去する水分の量が適切でなく、急激な除水を行ったときや血液中の電解質のバランスが崩れたときなどに起こりやすくなります。

・腹痛

透析で血液量が減り、血圧が低下することで、胃や腸の血流が悪くなると起こることがあります。

・かゆみ

透析で水分量を急激に減らすと、皮膚のうるおいが失われがちになり、かゆみを感じることがあります。また、血液中のリンやカルシウムのバランスが崩れることや、そのほか尿毒素の蓄積によっても、かゆみが出ます。

・呼吸がつらくなる

普段の生活で水分を摂り過ぎてしまうと、血液の量が増えるために心臓へ負担がかかり、うっ血性心不全による低酸素血症のリスクが高くなります。これにより呼吸回数が増えたり、起坐呼吸といって寝ているときに呼吸が苦しく、起きていると楽になるといった症状が見られるようになります。

なお、透析を始めて間もない時期には、透析による急激な体内環境の変化に不慣れなため、透析後に頭痛や吐き気などの症状が見られることがあります（不均衡症候群）。これらは通常、透析を数回経験すれば改善していきます。

透析生活をつらくするさまざまな制限

これらに加えて、透析患者は日ごろの生活にもさまざまな制限が生じ、つらく感じられることが多いといえます。

・厳しい水分制限、食事制限

透析中の体の変化をできるだけ少なくし、血液透析の効率を良くするためには、普段の生活でも余分な水分や電解質をためこまないようにする必要があります。そのため一日に摂れる水分やリン、カリウムの量が決められているなど、健康であれば気にする必要のない制限が課せられます。

・決められた日にちに通院

腎不全の場合、体内にたまっていく老廃物は、自然に排出されることはなく、2~3日に一度は透析で人工的に処理しなければなりません。透析患者さんは月水金、火木土といった透析を受けるスケジュールが決められており、そのとおりに通院しなければ命に関わるので、非常に厳しい時間の制約を受けます。

・長時間にわたる治療

1回の透析にかける時間は4時間程度。その間はベッドに寝ているなどしていなければならず、移動の自由が制限されます。その間にできることも自ずと限られますので、不自由さは否めません。近年は個室も増えてきているようですが、多くの医療機関ではベッドが複数台並び、そこを患者が入れ代わり立ち代わり使用し、医療関係者の出入りもあるので、それが気に障る、落ちつけない、という人もいるでしょう。

このようにひとたび透析が導入されると、決まった曜日に必ず医療機関へ行かなければならないうえ、自宅での生活でもさまざまな制限が課せられます。旅行に行きたくても透析のスケジュールを気にしなければなりませんし、食べたいときに食べ、のどがかわけば水を飲むといった、健康であればなにも意識せずしてきたことも、我慢しなければならないのです。透析は現状、腎機能の代替と引き換えに、生活の自由度の幅が狭まってしまう治療といえるでしょう。

生活上のいろいろなことは、自由にできるうちはさほどそのありがたみを意識せず、不自由になったときに初めて身に染みるものです。透析患者にも同じことがいえるでしょう。

さらにいえば、透析患者さんの「自由がきかない」悩みは、健康な人にはなかなか理解されにくいものでもあります。命がつながっているのだから少しくらいの不自由さは我慢するべき、という考えもありますが、あれもだめ、これもだめ、と我慢をあまり強いると、生きていく張り合いや生きがいを失いかねないのが、透析患者さんのおかれたつらい現状であるともいえます。

透析患者にとって「楽しい生活」は幻想？

日本は世界の中でも、最も透析技術の進んだ国の一つとして知られています。日本で人工透析が広まり始めた1960年代に比べ機器も技術も格段に進歩しています。血液透析が日本に登場した1950年代は、施設自体が少なく、医療費も高かったため受けられる人はごくわずかでした。それでも当時はそれほど延命効果が高いといえず、透析患者の余命はたった2年程度しかないともいわれていました。

現在は、透析後の5年生存率は6割を超え、10年、20年と透析を受けながら生活している人もいます。日本透析医学会の統計によれば、2017年時点で10年以上透析を受けている患者数割合は27・8％にも達しています。つまり、4人に1人は10年以上の〝透析ベテラン〟なのです。

20年以上透析を受けている患者数割合も、1992年には1％に満たなかったのが、2017年には8・3％まで増えています。

かつて透析技術が進んでいなかったころは、透析＝終末期医療の色合いが濃く、導入するとあとはじっと死を待つだけ、というのが世間のイメージでしたが、今は決してそんなことはありません。透析を行いながら第2、第3の人生を送っている人もたくさんいるのです。

それならば、これからの時代はいかに、透析を行っていても質の高い生活、そして生きがいを持って楽しい生活が送れるようになるかが、透析患者さんをはじめ、透析医療に関わる人すべての課題になってくるのではと考えます。

いろいろなことを我慢したり、諦めたりしながらただ死を待つという考えを捨て、身のまわりのことも、趣味などやりたいこともでき、楽しみや生きがいを持つ。そんな「楽しい生活、楽しい人生」、透析を受けていても追求していっていいと思うのです。

しかし患者数が多く、技術も世界屈指とされる「透析大国ニッポン」でありながら、その実態はというと、この「楽しい生活、楽しい人生」に果たして目が向けられているのか疑問に思わざるを得ません。

「健康寿命」という言葉があります。これは介護などの人の助けを借りずに自立した生活を送っている高齢者の平均年齢を算出したもので、現時点の最新データである201

6年の政府の発表によると男性は72・14歳、女性は74・79歳となっています。

日本人の平均寿命は、厚生労働省の簡易生命表によれば２０１９年に過去最高を更新し、男性81・25歳、女性87・32歳となっています。しかし世界でも類を見ない長寿国であるにもかかわらず、男女とも晩年の10年前後は、足腰が不自由になったり、認知症になったりと、誰かに助けてもらわないと生活ができない状態になってしまうことを意味しています。もちろんこれは平均値ですから、すべての人に当てはまるわけではありませんが、日本人の傾向として、高齢になるとかなり長い期間、生活を送るために人の手を頼らなければならない人が増えることを示唆しているものと思われます。

とりわけ、合併症のリスクと常に隣り合わせである透析患者において、健康寿命は平均よりも格段に下がることが推察されます。血圧のコントロール不良で慢性的な高血圧が続けば動脈硬化が進み、心筋梗塞や脳梗塞を起こしやすくなりますし、血液中の電解質のバランスが崩れると骨や関節が弱くなり、骨折して寝たきりになってしまうケースもあります。

このように、日常生活の動作に著しく支障をきたすようになれば、「楽しい」は縁遠くなるばかりです。

常に不安と隣り合わせの、透析患者と家族

「楽しい生活、楽しい人生」が脅かされるのは、透析患者さん本人だけではありません。同居している家族もまた、本人をサポートするために時間やパワーを費やすことになり、本人の状態が良くなければ良くないほど、その負担感は増えることになります。

家族が第一に気をつかうのは食事でしょう。透析食、という言葉もあるように、塩分や水分、リンやカリウムを制限した食事は食材選びや調理法に配慮が必要です。外食や出来合いのものはまず、制限を大きく越えてしまうものがほとんどですので、自ずと手作りが主流となります。

それでも、水分が増えてしまわないか、血圧はどうか、リンやカリウムは……と、家族の気苦労は減ることがありません。透析患者は日によって体調も変わってきますので、制限を守っているつもりでも、予期せぬ不調が表れることは多々あります。

また、腎不全になると体に毒素がたまりやすくなるため、人が本来持っている免疫力を低下させやすいことがわかっています。透析でどんなに毒素を排出するといっても、生体の腎臓に比べるとその働きには限界があるため、風邪をはじめとする感染症にかか

りやすいことや、傷が治りにくいことにはいつも注意していなくてはなりません。普段健康な人であれば普通の風邪なら1週間程度で自然に治っても、透析患者ではそこから肺炎を起こし、重症化すれば命にも関わる事態になってしまいかねないのです。

さらに、透析患者の高齢化がこうした健康不安に拍車を掛けています。

高齢になれば、誰でも加齢により自然な老化が訪れます。体の形態が変化したり、機能が低下したりして、それまでできていたことがうまくできなくなりますし、感覚も鈍くなっていくので、例えば異音がしたり変な臭いがしても気づかず、トラブルの元になったりすることもあります。

呼吸や消化吸収、循環といった生体を維持するのに欠かせない機能も衰えていきますし、体を病気から守る免疫力も低下していきますので、高齢になるとさまざまな病気にかかりやすくなるのは誰もが知るところです。

現代の透析患者さんは、もともと高齢者に起こるこうした体の衰えに加え、透析治療によるさまざまな合併症のリスクを抱えているので、人一倍、体調には気をつけなければなりません。

本人も家族も、常に健康不安がつきまとっていたら、楽しいという気持ちにはなかなかなれないのは無理もないといえるでしょう。

患者の「心のケア」がおろそかになりがち

体の不調は、心にもマイナスに作用します。

透析患者さんは、実際に透析治療を始める前から、さまざまなストレスを受けがちです。まず主治医から、このままでは透析になりますと導入の見込み時期について告知を受けたときに、まさか自分が、とか、一生施設に通わなくてはいけないのか、とか、どの施設へ行けばよいのか、など、透析そのものに対する拒否反応や不安から、現実的な手続きのことまで、多岐にわたる不安が押し寄せるものです。そして実際に透析開始となる前までに、施設を決めたり、シャントを造ったりなど、しなければいけないこともたくさんありますし、そもそも透析とは何か、どんなことをするのかから勉強をする必要もあるでしょう。

健康な人でも、転居や転勤など、人生において生活が変わるということは大きなストレスを伴います。まして病気を抱えている人にとっては、本当はできるだけ今までの生活パターンを変えたくないと思うのは自然なことです。

そのため、透析の導入を受け入れられずに自暴自棄になったり、あるいは人生を諦めてしまい無気力になったりするケースもあります。

そのような状態の人でも、時間が経つにつれて少しずつ、事実を受け入れ、自分がしなければならないことに目を向けていくようになりますが、そこには家族など、周囲の心理的なサポートが大きな役割を果たすといえます。

残念ながら今の日本の医療では、治療そのものの技術にはたけていても、こうした透析患者さんの悩みやストレスを拾い上げやわらげる仕組みや体制が整っているとはいえず、個々の医療機関の裁量に任されているのが現状です。

医療機関のなかには、患者や家族向けの透析の勉強会を開いたり、ソーシャルワーカーが費用や生活面の諸手続きの相談にのったりしてくれるところも確かにあります。その医療機関では透析を行っていない場合は、近隣の施設の紹介をしてくれるところもあります。

しかし、透析開始前に患者や家族に押し寄せてくるさまざまな不安をすべてサポートできるかといえば、首をかしげざるを得ません。

透析を前にしての不安の内容や関心事は、患者さん一人ひとり違います。ある患者さんは合併症のことを詳しく知りたいと思っているかもしれないし、別の患者さんは水分制限に不安があるかもしれない、といったように、です。また、こうした個別の疑問や不安はまた、患者さんや家族が透析のことを勉強するなかで増えたり、変わったりしていきます。それらをきめ細やかに拾い上げ、対応していくことは、日に何十人もの患者を診ている医療機関では、手が回らないというのが実状ではないかと思われます。

透析が始まっても、透析患者の心の面―ストレスやつらさなど―は見過ごされがちです。医療機関では合併症などの体の不調には対応できても、心の不調には処方箋がない、ということです。これも医療機関によっては、看護師が積極的に相談にのる、あるいは相談できる時間や部屋を設けているなどの工夫をしているところもないわけではありません。しかしそれはあくまでその医療機関の「厚意」の域を出ていないのが現実です。

ところが透析は多分に、患者さんの精神状態にその治療効果が左右されると考えられます。心が安定しており、治療に前向きであれば、普段の生活でも水分制限や食事管理が適切にできるでしょうし、そうすれば透析も患者さんの負担なくスムーズに行えます。

一方、心が不安定でストレスをためていると、つい食べ過ぎたり、水分を摂り過ぎるなど不摂生しやすく、その結果、透析を受けても十分に水分や毒素を抜くことができずにつらくなり、ますます心が不安定になっていく……といったように、悪循環に陥りやすいのです。

そのため、本来ならもっと医療機関が、患者さんの心の面を重要視してサポートしていければよいのですが、今はそこが手薄になっており、本人の自助努力と家族に任されてしまっているのが現状です。

さきほど、「医療機関は合併症などの体の不調には対応できる」と書きましたが、実はこれも施設によって、大きな温度差があります。

前述のとおり、透析中にはしびれや痛み、悪心などが起こりやすいのですが、それを都度、できるだけ軽くすむようにケアしてくれる施設もあれば、「透析にはつきもの」「仕方のないこと」として、我慢をさせてしまう施設もあるということです。施設によって、本当はケアをしてあげたいのだけれど、看護師や技士などのスタッフの手が足りず、多忙なために手が回らないという事情もあるかもしれませんし、もともとケアを重視していない施設もあります。

信じたくないことですが、透析〝だけ〟、つまり機械にシャントをつないで一定時間作動させておけばよい、と考えているとしか思えない、ケアに対して無頓着な施設もないとはいえないのです。そうなると単なる流れ作業であり、患者不在の医療といわざるを得ません。

体の不調は心の不調を招くと冒頭で述べました。当然、体の不調に対処できていない施設が患者さんの心のケアまでできるはずがありません。

患者さんは、それまで生きてきたバックグラウンドも、生活習慣も10人いれば10人違います。もちろんとても自律できていて、医療機関から特に心理面のサポートを受けなくても、セルフコントロールができる人もいるでしょう。または家族がとてもしっかりしており、家族間のコミュニケーションも円滑で、本人が治療に前向きになれるよう、家族の中でうまく工夫していけるのであれば理想といえます。

しかし、今までの診療経験からいえるのは、それができる患者さんや家族は少数派であり、多くの人が精神的なサポートを必要とする状況なのに、なかなかそこに手がさしのべられていない、ということです。

患者本人や家族が参加して医師を交え情報交換できる患者会や、医師による市民講座の開催も増えてきていますが、熱心に参加する人たちはもともと自律もできていて、家族間のコミュニケーションも良好な傾向にあり、そうでない人たちはこうした会にも消極的である、というのが歯がゆいところです。

せめて、日々サポートに回り、本人と同等またはそれ以上にストレスをためがちな家族に対しアドバイスできればと思ったのが、本書を出す一つのきっかけでした。

次章から、医師と患者またはその家族における交流の場の一つである市民講座での出来事を題材に、私が患者さんの家族にお伝えしたいことをまとめていきます。

第二章

大好物は我慢しない！
食べたいものを食べるためのひと工夫

【あらすじ】

栄子さんは父親と同居しながら近郊の会社に勤める40代女性。今年72歳になった父親繁夫さんは長年糖尿病を患い、1年前から血液透析を始めています。

しかしもともと美食家だった繁夫さん。食事制限がなかなか守れずに、つい食べ過ぎてしまうので栄子さんは気が気ではありません。

日中、自分が仕事に行っている間にも、スーパーで弁当や好きな果物を買ってきてはこっそり食べている様子。見とがめて注意しても「このくらい大丈夫」と聞き入れません。しかし結局、透析時に血圧が下がったり、透析後も家でぐったりしたりすることがしばしばあります。

父自身も体調が悪くなったときには反省しているようなのですが、食べたい欲求に勝てない様子です。

どうしたらいいんだろう――父に向かってあまりきつく言ったり、食べ物を取り上げたりすることもしかねるし、自分がこんなに心配しているのに、どこ吹く風のような態度をとる父に腹が立ったりすることもあり、栄子さんのストレスはたまる一方です。

そんなとき、たまたま職場で社員向けに、医師を招いての糖尿病の啓発セミナーが開かれました。栄子さんはセミナー後に、登壇した医師　江川宏寿先生に思い切って声を掛け、父が食事制限を守らないこと、家族としてどう対応したらいいか相談することにしました。

好物を食べたいという患者の気持ちに理解を示す

透析治療は、さまざまな制限が患者さんに課される治療といえます。決められた曜日に通院し、決められた時間じっとして透析を受ける。食事も健康な人ならなにも考えずに好きなものを好きなだけ食べられても、透析患者さんはそうはいきません。

そんな「だめ尽くし」に加え、家族にまで「だめ」と言われるのはまさに「だめ」の「だめ押し」のようなもの。たとえそれが正論であっても、本人のためを思っての言葉であっても、感情的に素直に聞けず、反発してしまいたくなるものです。これはなにも透析患者さんに限ったことではないでしょう。

さらに「食欲」は人間の最も原始的な、本能の欲ですから、人から言われたくらいで改めることはとても難しいのです。

　買ってきてしまうことや、食べてしまうことを他人が強制的にやめさせることはまずできません。たとえ家族であっても、です。どんなにやめさせたくても、本人を24時間監視することなどできませんし、買ったものを取り上げたとしても、その場限りのこと。すぐに同じことを繰り返すでしょう。

「だめ」はやめさせる効果がないばかりか、その後の家族関係をぎくしゃくさせてしまうというわけです。つまり「だめと言っても聞かない」ではなく、「だめと言うから聞かない」のです。

　それなら「だめ」と言わなければよいのです。

「えっ、言わなかったら毎日買ってきちゃう」と思われるかもしれません。でも、言っても買ってきてしまうのですから、それなら、いかに「だめ」と言わずにすむかのほうに知恵を絞るほうが賢明ではないでしょうか。

　私の場合は、まずは「食べたい気持ちは分かる」と理解を示すようにします。自分が同じ状況だったらやはりそうしたくなるだろうなと。なので、買ってきてしまったこと自体を責めないようにします。

ただ、買ってきたものを全部食べてしまうと、体を痛めつけてしまうことになります。そこでどうするか。それは自分の体のことですから、「自分の意志でどうしたいか」決めてもらうようにもっていくことが大切です。

塩分を制限されているのであれば、弁当のおかずのうち、どれなら食べられるのかを、はっきりさせるということです。

いちばん食べたかったおかずだけにする、その量もできれば半分にする、など、食べる内容や量のことなら、頭ごなしに「弁当買ってくるな」というよりは、家族も口を出しやすいでしょう。そうやって徐々に、量は少しであっても食べたいものを食べることへの満足感を持てるようにもっていけるとよいのではないか、と思います。

本人も、とりあえずコレを食べれば気がおさまる、というおかずがあるのではないでしょうか。このおかずがあったからこの弁当を買った、というようなおかずです。それを改めて、口に出して言うことで「ああ、そうだった。自分はこれが目当てで買ったんだ」と自己確認できます。裏を返せば、そのほかのおかずは優先順位が低い、実はそんなに食べたくないものもあることに気づくものです。

そしたらその、強いこだわりのないおかずを最初からよけて食べるなり、残すようにするなり、家族から促せばよいのです。

自分で考え、自分で決める習慣がつけば、家族も「これは食べていい」「これはだめ」と世話を焼く、言い方を変えれば本人の代わりに意志決定をする負担がなくなります。最初のうちは難しいかもしれませんが、自分の体のことを人任せにしない意識を持ってもらうことが、ストレスなく透析生活を支えていくポイントだと思います。

「あとで帳尻を合わせる」はまずうまくいかない

食事管理が自分でうまくできない人は大きく2つのタイプに分けられます。

一つはリンやカリウムの制限は必要、とわかってはいても、どの食材に多いのかなどを知らないがためにうっかり口にしてしまうタイプ、もう一つは「わかっちゃいるけど、やめられない」、つまり何がいけないかちゃんと理解しているうえで、少しくらいいいだろう、と食べてしまう〝確信犯〟のタイプです。

「帳尻を合わせるから」は後者のタイプで、塩分の摂り過ぎが良くないことは十分わかっているのだけれど、なんとかなるだろう、と口にしてしまう人に多いせりふです。家族への言い訳であるとともに、自分にも言い訳しているつもりかもしれません。内心、それがいけないことは、よくわかっているのです。

前項でもそうですが、買ってきてしまったときや、食べているときに「そんなことしちゃだめでしょ」などと注意しても、まず聞く耳は持ちません。本人は、そのときは「帳尻を合わせる」気でまんまんだからです。

それではどうしたら、となると必然的に、家族が注意をしやすいのは食べているときではなく、その後、帳尻が合わせられなかったときです。

ただし、接し方には注意が必要です。

うまくいかなかったときにもし、「それ見たことか」といった態度を家族が示してしまうと、本人は意地になって、「次はうまくやるから」と、ますます食べるほうに気持ちが向いてしまうのではないかと思われます。家族としては、腹立たしい気持ちもあるとは思いますが、感情的に怒ったりすると、本人を精神的に孤立させてしまうことになりかねません。

まずは前項と同様、本人の食べたい気持ちまでは否定しないこと、が大切かなと思います。「食べたいのは分かる」としたうえで、「それならあとで苦しい思いをしない程度の量にしましょう」ともっていければ理想です。

「帳尻を合わせる」と言っていても、それは決まり文句のようなもので、いつ、何を、どのくらい、など具体的なことはなにもわかりません。おそらく、本人も考えていないことがほとんどでしょう。それなら、今、食べようとして目の前にあるものを、量を減らすなどで控えるようにもっていくほうが、現実的だと思います。

「この人を変えてやろう」と思うとうまくいかないものです。結果的には変わってもらいたいのですが、透析患者さんはただでさえ、「透析しないと生きていけなくなった」という精神的な痛み、トラウマを持っている人なので、そこにかぶせるように、あれもだめ、これもだめ、というと息苦しくなってしまいます。ここは家族も我慢強く接し、少しずつ慣れてもらうしかないと思っています。

かくれてイチゴを1パック⁉　我慢の反動に注意

透析患者さんに限ったことではなく、我慢がつのると反動がきて、衝動的にたくさん食べてしまった、というのはよく聞く話です。

しかしイチゴ1パックは誰の目から見ても食べ過ぎです。健康な人でも、よほど好物でない限り、一気に1パックは食べないでしょう。

カリウムや水分の制限が必要な透析患者さんが、どうしてこれほどの量を食べてしまうのか――それは本人も、理屈では説明ができず、ただ「食べたかったから」に尽きるように思います。

ですから、それを頭ごなしに責めてしまうと、本人は「自分の食欲をコントロールできないだめな人間だ」、とますます自信をなくしてしまうことを懸念します。前項でも書きましたが、食欲は人間の本能的な欲求なので、そもそも我慢が難しいものであり、それができなかったからといって責めるのは、その人の人間性を否定するのと同じくらい、本人にはこたえるものと思うからです。

人によっては、もともとまじめに食事制限に取り組んでおり、我慢に我慢を重ねてきたものの、ついたがが外れて、というケースもあるかもしれません。

いずれにしても、1パックは食べ過ぎ、と本人も自覚しているので、そこは責めないことです。それでは、どのくらいの量なら満足できるのか――その〝常識的な〟量を本人と申し合わせることのほうが大切だと思います。たいてい、3、4粒も食べれば健康な人でも満足するのではないでしょうか。

食の満足度は本来、量をたくさん食べること、ではなく、おいしいものを味わって食べること、で決まるのではないでしょうか。しかし透析患者さんは日ごろ制限されているがゆえに、満足するにはとにかくたくさん食べるしかない、との思いが強まってしまっているのかもしれません。

確かに、味わって、とはいっても、わずかな量では食べた気がしない、と不満が残る人はいるでしょう。おいしいものといっても塩分がなければ味気ない、と思う人もいるでしょう。それについてはのちの項目で、透析ライフに向いている調味料や味つけの工夫なども参考にしていただけたらと思います。

なお、透析患者さんの場合はカリウムやリンの吸着薬も利用しながら、折り合いをつけていくことが大事です。

薬を飲むルーチンをどうやってつくるか

カリウムやリンの吸着薬は、透析患者さんが自分の体をミネラルの不均衡による合併症から守るために不可欠な薬の一つです。しかし一方で、個人差はあるものの、胃腸の調子が悪くなるなどの副反応が報告されているものもあります。当院にも、一度飲んでみたものの、こうした副反応が出たために、それ以降いやになって飲みたがらない、というケースが見受けられます。

水分制限もあるので、自分が進んで飲みたいわけでもない薬に、水をできるだけ使いたくない、という心理も働くのかもしれません。

薬の働きとその重要性を、頭ではわかっていても「そんなに食べないから、薬は飲まなくても大丈夫だろう」と自己判断してしまう人も多いように思います。

その一方で、重要性はわかっているのだけれど、「ついうっかり飲み忘れてしまった」というケースもあります。

そうなると、薬の作用や大切さをわかってほしいのはもちろんのことなのですが、それだけでは必ずしも、「薬を飲む」という行動に結びつかないのでは、と考えます。

透析患者さんに限らず、慢性疾患の治療で決められた用法、用量の薬を長期間、継続的に処方されている患者さんの場合、薬の服用も生活習慣に組み込まれていかなくてはなりません。これを「服薬習慣」ともいいます。

習慣とは、極端にいってしまえば、それをしないと落ちつかない、とか、しないではすまされない気持ちになるくらいの、生活上のルーチンではないかと考えます。

例えば毎朝ジョギングをしようと思い立ち、2、3日してやっぱりやめた、では習慣とはいえません。しかし1週間、2週間と続けば、多くの人は走らずにはいられなくなったり、朝起きたらなにも考えずとも、自然に走るための仕度をするようになったりするものです。そうなって初めて習慣といえるのではないでしょうか。

薬の服用もそれと同じことで、命にも関わる可能性があるカリウムやリンの吸着薬は、それらを含む食事とセットで飲む、と習慣づけることが大事と考えます。

そして、習慣づけるには、飲むこと自体がもし本人にとって負担なら、できるだけ負担が少ないようにすることも大切と考えます。

例えば飲む量。通常は食べる前に処方された量をすべて飲みますが、実は小分けにしても吸着作用はそう変わりません。

リン吸着薬は、胃の中で食物と混ざり、食物中のリンを吸着して、消化管、おもに小腸で吸収されにくくします。つまり、食物が胃の中にあるときに薬も入っていることが、効く条件といえます。

裏を返せば、食物が胃の中にあるときなら、いつ飲んでもいいということです。一度にこんなに飲めない、と思うなら、食べる直前、食べている途中、食べた直後、と分けてもいいのです。こうした服薬指導は医師によって違ってくると思いますが、私はそのように患者さんに伝えています。

ただし、食後30分以上経過してしまうと薬の効果は望めませんから、食後は食べた直後でなければなりません。

もっとも、小分けにすると飲む回数は増えるわけですから、それが面倒、と思う人には勧められません。しかし、今までの診療経験では、小分けにしていいと話すと、それなら……と多くの人が飲んでくださるようになります。

なお、外食時などで、うっかり忘れてしまうといったケースに対しては、必ず手に取って開く財布や小物入れなどに、小分けにしたものを入れておいたり、玄関先に置いたり、など、ほかの生活習慣と〝抱き合わせ〟にすると忘れにくくなります。

リンが多い豆腐は食べないほうがいい？

リンはタンパク質に多く含まれます。そのため、タンパク質を摂らないようにすればリンも自ずと制限できる、という考え方が透析患者さんや透析に携わる医師の間でも一般的になっています。

しかし、やみくもにタンパク質を減らしてしまうと、体に必要とされる分まで不足してしまいます。例えば筋肉を作るにはタンパク質が不可欠ですし、内臓や血管等の臓器、組織にもタンパク質は欠かせません。

そもそも、私たちの体を構成している細胞もタンパク質の最小単位であるアミノ酸なのですから、極端に減らしてしまうことは、命をも左右しかねないのです。

体に必要なタンパク質はしっかり摂りながら、リンは極力抑える。これが透析患者さんの適切な栄養管理といえます。

そこで覚えておきたいのが、リンの吸収率です。

リンを含む食べ物を口にしても、そこに含まれているリンをすべて体に取りこんでしまうわけではありません。体への吸収率が高いリンと、そうでもないリンがあるのです。

		吸収率
有機リン（たんぱく質と結合）	植物性食品（豆類）	20〜40%
	動物性食品（魚介類・肉類・卵類・乳類）	40〜60%
無機リン	食品添加物	90%以上

著者作成

図表4　リンの種類と体内への吸収率

前者を無機リン、後者を有機リンといいます。

吸収率の高い無機リンは、おもに加工食品に含まれています。例えばインスタント食品、菓子、練り製品、ハムやソーセージなどです。これらに含まれるリンは90％以上、吸収されることがわかっています。

一方、吸収率が高くない有機リンは、肉や魚などの動物性タンパク質および、大豆などの植物性タンパク質が多い食材に含まれています。動物性の食品に含まれるリンの吸収率は40―60％、植物性の食品に含まれるリンの吸収率は20―40％程度です。

ここで、豆腐に話を戻すと、植物性タンパク質を主とする豆腐に含まれるリンは、動物性食品と比べても吸収率が低いといえます。

豆腐100gのリン含有量は、絹ごしか木綿かによっても違いますが、だいたい100㎎前後です。水分が多い分重量があるため、リンの量も多く思われがちですが、100gあたりで比べれば、例えば豚肉（ロース肉　180㎎程度）やまぐろ（赤身　270㎎）などと比べ多いわけではありません。

ましてリンの吸収率は3割前後ですから、豆腐だけを悪者にして避けるのはおかしいことになってしまいます。

リンを気にするなら、まずは無機リンが多い加工品をできるだけ減らすことを基本に、一日の摂取量の範囲で調整するのが、体づくりのためにも大切と考えます。

チーズだって少しは食べてもいい

チーズは動物性タンパク質である牛乳が主成分ですが、加工品でもあります。透析治療を始める際、医療機関から受ける食事指導では、リンの多い食品の一つとしてチーズは必ずといっていいほど名前が挙がります。

それでは、まったく食べないほうがいいのでしょうか。

チーズはピザやスパゲティ、トーストなどのトッピングのほか、サラダやオードブル、また肉や魚料理にも幅広く使われており、好物だという人も多いでしょう。好物だったのに、食べちゃいけないと言われるとストレスになってしまいます。

はじめのほうで述べたとおり、好きなものを最初から我慢せず、おいしくかつ健康を損ねない食べ方を考える、というのが私の方針です。

日本で手に入るチーズは、昔は種類が少なく、固形のプロセスチーズが主でした。それは１００gあたり７００㎎以上、と、リン含有量が多いのですが、今はスーパーでも手軽に、さまざまな種類のチーズが手に入ります。

例えばカマンベールチーズは、１００gあたりのリン含有量は３００㎎ちょっとで、プロセスチーズの半分です。モッツァレラチーズはさらに低く、２６０㎎程度です。

それでもほかの、肉や魚、大豆製品と比べれば高めではありますが、どうしても食べたいということであれば、一日におけるリン摂取量の許容範囲の中でほかの食品と調整しながら、こうした比較的リン含有量の低い種類のチーズをたまには、口にしてもいいと思います。

透析患者さんだからといって、〝絶対に〟食べてはいけない食品は原則、ありません。

ただし、食品や栄養素の知識がないと、体を痛めつけてしまったり、逆に過剰な我慢をしてストレスをためたりしてしまいます。好きなものをいかに食べるか、には知識を得たうえで〝作戦〟を練ることが必要、というわけです。

濃い味が大好き。透析食は味気ない……

教科書どおりにいえば、透析ライフには塩分を極力控えた薄味が求められます。濃い味が好きな人が「薄味」と聞くと味気ない、おいしくないとすぐに連想してしまうようですが、それでは濃い味が果たして本当においしいのか、と問われるとどうでしょうか。必ずしもそうだとはいえないと私は思うのです。

照り焼きのこってりしたタレ、ハンバーグにかかったデミグラスソース、フライにたっぷりかかった中濃ソースやタルタルソース、焼き魚にたっぷりしょうゆをかけて……というのは一見、おいしそうな気もしますが、一方で、そういわれて想像するのは、料理そのものよりも調味料の味ばかりになっているようにも思うのです。

つまり、濃い味が好みの人は、実は調味料の味が好きなのではないでしょうか、ということなのです。

そうだとすると、食材の味がどうであれ、調味料を食べていればいいと、極端なことをいえばそういうことになってしまいます。

おいしいかどうかは本来ならば、食材＋味つけで感じるものではないでしょうか。残念ですが、透析患者さんには味つけに制限があります。それならば、もう一方の「食材」の味を楽しむようにする、のが得策だと思うのです。

肉一つとっても、鶏肉には鶏肉の、豚肉には豚肉の味わいがあり、それぞれ違います。お刺身もそうです。しょうゆをべったりつけたりせず、魚本来の味を消さないようにごく少量にしたり薬味だけつけたりして食べるのがツウとも聞いたことがあります。

煮込み料理は野菜や魚、肉といった食材そのものからうまみが出ます。その味わいを楽しめるようになれば、塩やしょうゆといった調味料が少なくてもおいしく食べられるようになります。

そうしたことが無理なくできるようになれば、薄味でも十分においしく、食事が楽しめるのではないかと思うのです。

長年の食生活で慣れてしまった味覚を急に、薄味へシフトするのはなかなか難しいことです。ただ、「透析患者なんだから薄味にしなければ」とか「透析患者なんだから食事が味気ないのは仕方ない」と家族が思ってしまうと、そこで食の楽しみや味の探究はストップしてしまいます。

次項で透析患者さんにも使える調味料も紹介しますので、うまく利用しつつ、食材の味を楽しめるようもっていけたらいいのではと考えます。

薄味を心掛けるとマンネリに。味つけの工夫は

どんなに「食材の味を楽しむ」といっても、薄味＝調味料を使わない、と思いこんでしまうと、調理のバリエーションが減ってしまいます。この質問のように、マンネリになってしまうのも無理はないでしょう。

そこで、活用したいのがハーブやスパイス、薬味です。濃い味が好きな人は、「舌への刺激」を好む傾向にあるのではと私は今まで自分が診てきた患者さんの様子から、そう考えています。

ハーブやスパイスの、少しぴりりとした風味は舌への刺激となり、脳が「濃い味のものを食べた」と錯覚するようにも思います。

例えばステーキにレモンとハーブ、鶏肉のグリルにわさび、白身魚のムニエルに塩分の入っていないカレー粉を少し、といったように、です。

さらに、最初の一口分に多めに使えば風味も強く、その記憶は残りやすいので、残りはもっと薄味でも、物足りなさをそう感じずにすむと思います。薄味＝味気ない、ではなく、薄味だからこそさまざまな風味づけトッピングを楽しめる、と、マインドチェンジできたらしめたものです。

〈透析ライフに向いている調味料〉

薬　　味：わさび、しょうが、にんにく、ねぎ、みょうが、からしなど
スパイス：カレー粉（塩分の入っていないもの）、こしょう、トウガラシなど
ハ ー ブ：バジル、ローズマリー、ナツメグ、ミント、パセリなど
そ の 他：ビネガー（酢）、レモン汁、出汁（塩分の入っていないもの）

なんとか薄味に慣れさせたい

前項でも述べましたが、味覚は長年の食生活でつちかわれていくものなので、急に味つけを変えるのは、誰でも最初は抵抗があるでしょう。

生まれ育った土地の味、というのもありますし、家庭の味もあるでしょう。白みそが好きか赤みそ派か、とか、濃口しょうゆか薄口しょうゆか、など、世間話ではよくある、えてして盛り上がりやすい話題の一つでもあります。好みの味つけが違うために、結婚生活がぎくしゃくして……なんて話も珍しくはありません。それだけ、味に対する個々人の価値観、こだわりは強いといっていいでしょう。

しかし透析治療に入ると、どうしてもそのこだわりを手放さなければならない状況になります。かといって急に、透析食＝とにかく味を薄く、とはじめから徹底してしまうと、本人にとっては食事が楽しくなくなり、ストレスをためてしまいがちに。

やはり食事は老若男女、生きていくうえでの大きな楽しみの一つである、ということを忘れてはならないと思うのです。

理想としては、少しずつ薄味の味つけにしていって、いつのまにか「薄味でも満足」

という状態になることではありません。一般的に人の味覚は1週間～10日で変わるといわれていますので「自分は昔から濃い味が好きだから減塩は無理」と諦めないことが肝要です。

病院時代の経験からも、最初のうちは、普段濃い味に慣れている患者さんから「ぜんぜん味がしない」と言われますが、1週間も経つと「最近おいしいね。味つけ変えた？」と声を掛けられることがありました。もちろん、塩分量は増やしていませんので、患者さんの味覚が変化したといえるでしょう。

一つの工夫として、おかずの1品だけ少し濃いめの味つけにして、あとは薄味の代わりに本来の味を楽しめる食材を工夫するなどメリハリをつけるといいのかな、と今までの患者さんの話から思います。

食卓の雰囲気や会話も、本人の食欲を左右するのではないかと思います。「病気だから、薄味にせざるを得ない」とか「病気だから、これしか食べられない」という雰囲気だと本人は惨めになり、反発もしたくなってしまうかもしれません。

透析食は見栄えの良い豪華な食事にはなりにくいのは確かです。それでも「薄味だからこそおいしい」という雰囲気を食卓に出すことが、家族には求められるのかなと思います。

しょうゆ味が大好き。味わう工夫は

食事において、「最初の一口」はとても重要だと思っています。その味がまずかったら、箸は進みませんし、食事が楽しいものでなくなってしまいます。我慢してまで食べるのはつらいものと誰もが思うでしょう。

逆においしい、と思えたらどうでしょう。お腹がすいているところに、最初のおいしい一口。これにまさるごちそうはありません。決してオーバーではなく、幸福感も得られるでしょうし、もちろん箸も進みます。

それだけでなく、そのおいしさはしっかり、脳に記憶されます。裏を返すと、二口目以降が薄味であっても、最初の一口が濃いめだったら脳をうまく「だます」ことができて、物足りなさをそう感じずに食事を終えることができるのです。

また、必ずしも調味料の量と、その人が感じる味の強さは比例しません。調味料をたっぷり使えば使うほど、濃い味に感じるかといえばそうも言いきれないということです。

これはなんとなくでも、わかっていただけると思います。味に限りませんが、感覚には「閾値」というものがあり、味覚でいえばあるレベルまでは調味料が多いほど濃いと感じても、そのレベルをこえると濃さの判断がつかなくなる、つまりどれだけ使っても同じように感じてくるのです。個人差はありますが、塩辛過ぎるものや、甘過ぎるものがおいしいと思えるとは限らないのもこれに関連しています。

逆もまた真なりで、調味料がたとえ少なくても、脳に記憶させ、「だます」ことができればその人にとって濃い味になることは可能なのです。

それにはどうしたらいいか、といえば、冒頭で話した「最初の一口」に、記憶させたい味つけをすることではないかと考えます。

例えば、健康な人にも人気の高い、しょうゆ用のスプレー容器で最初の一口に吹きつける、というのはどうでしょう。ひと吹きで、だいたい0・1cc使いますが、たった1滴たらすだけでも約5ccになってしまうので、その減塩効果は50分の1。毎日のことですからとても大きな差になってきます。

たった0・1cc？と数字だけ見ると、それで味を感じるのだろうかと思われる人もいると思いますが、意外としっかり味はついています。ぜひ試してみてください。

調味料は「かける」ではなく「まぶす」

どの食材にもそうですが、調味料を上からかけてしまうと使う量は自ずと増えてしまいます。かけるよりは「つける」ほうがだんぜん、量は減らせます。

例えば、海鮮丼があったとして、上からしょうゆを具全体にかけてしまうと、下のご飯にまで染みこんでしまい、食べ終わるころにどんぶりの底にしょうゆがたまっていた、なんてことはないでしょうか。

そうせずに、一切れひときれ、食べるたびにしょうゆをつければ、かけるよりは余分なしょうゆを使わずにすみます。

ただ、もっと少量でも満足感を味わいやすい方法があります。それが「まぶす」です。これは魚よりも、おひたしなどの野菜料理のほうがしっくりくるかもしれません。例えばゆでた野菜など淡泊な食材の場合、少量の調味料でできるだけ満足感を得るには、ボウルに野菜を入れてから調味料をかけ、野菜をよく混ぜるようにするのです。そうすることで、調味料が全体にいきわたりやすくなります。

ここまで、少ない調味料でもできるだけ満足感が得られる工夫をいくつか述べてきましたが、最も重要なポイントは、「しっかり味わうこと」だと思います。

せっかくの工夫も、なんとなく食べてしまった、では効果を感じにくいと思うのです。どうせ薄味だから、おいしくないから、と決めつけてしまっては食事自体も楽しくなりません。最初は物足らなくても、「味わう」ことを心がければ次第に、制限のある味つけでもおいしさを発見できて、楽しみが増えていくと思います。


〈食品の栄養成分表について〉

市販の食品のパッケージに記載されている栄養成分表は、２０１５年４月に食塩相当量の表示の義務化が決定されましたが、２０２０年まで移行期間があるため、しばらくはナトリウム表示と混在します。ナトリウム表示の場合、食塩相当量（g）＝ナトリウム（㎎）×２・54（２・５でも可）÷１０００の換算式で、塩分量（g）が求められます。

体重のコントロールとは塩分のコントロールである

透析患者さんにとって、ドライウエイトは重要な指標の一つとなります。体重の急増は透析効果に直に影響し、ときに命をも脅かしかねないので、避けなければなりません。透析患者における、体重の増減はほぼ水分の増減といっていいでしょう。水を多く摂り過ぎてしまうので体重が増えるのです。

「自分はそんなに水を飲んでいない」と思っていても、いつのまにか増えてしまっているる……それはほとんどの場合、塩分のせいです。

水分の増減は透析患者さんの場合、塩分によって左右されるといっていいでしょう。塩辛いものを食べると健康な人でも、水が飲みたくなってしまいます。塩気のあるものをたくさん摂っても水は飲まずにいられる、というのはよほど我慢強い人でない限り、厳しいものです。

透析患者さんの場合、気をつけたいのは、舌で塩辛い、しょっぱいと感じなくても塩分が多い食品があるということです。例えば、練り製品はリンも多く含まれているので、控えている人がほとんどだと思いますが、塩分も実は多く含まれています。ハムやソーセージなどの加工肉もそうです。

スーパーなどの出来合いのお惣菜、意外なところでは酢の物も、酢のつんとした刺激を和らげるために塩が入っているものもあります。そんなに味が濃いわけではないけれど、食べたあとに水が飲みたくなってしまうものは、こうした調理済み食品に結構多いように思います。

裏を返せば、水分を減らすには塩分を減らすことが最も重要であり、水分を減らせれば体重も増えない、といえます。

自分は塩辛いものを食べないようにしているから、塩分は摂っていないはず、と思っていても、舌で感じていない塩分を摂っているかもしれません。家族の方も一緒に、日頃のメニューを一度、見直してみることをお勧めします。

なお、「塩味控えめ」、「うす塩味」といった表示が食品のパッケージにある場合、塩分そのものが少ないとは限りません。これらは味の表現に過ぎないからです。また、減塩の塩もスーパーなどにありますが、これらはナトリウムの代わりに塩化カリウムが使われているので、透析患者さんは注意しましょう。

水を飲んでいないのに体重が増えてしまうのはなぜ？

塩分には十分気をつけているのに、体重がいつもオーバー気味、どうしてだろう……という人は、もしかしたら「のど」に原因があるかもしれません。

高齢になると、健康な人でも若いころよりは、のど越しの良いものを好むようになるものです。つるっとのどを通ってくれる、ぷるんとしていて口に含むとすぐ溶けてくれる、なめらかで飲みこみやすい、そんな食べ物です。

この理由として、一つには加齢とともに、唾液の分泌が減るため、口の中が乾燥気味になっていることが挙げられます。唾液は食べたもののでんぷんを分解したり、口の中の悪い菌を洗い流したりと、体にとってとても大切な役割を担うとともに、口の中もうるおしてくれます。

もう一つ、飲みこむ力、医学的には嚥下機能といいますが、これが加齢とともに衰えてくることも挙げられます。

食事中に、むせることはないでしょうか。

むせは食べたものや唾液が誤って気管に入ってしまったとき、それを出そうとする反応です。これは嚥下機能が弱くなっているときに起こりやすくなります。

余談ですが、むせを繰り返す人は健康な人であっても要注意です。肺に菌が入り込み感染して起こる「誤嚥性肺炎」のリスクが高くなるからです。誤嚥性肺炎は高齢者の肺炎の多くを占め、命にも関わります。

セキ払いも嚥下機能が低下しているサインです。セキはそもそも、異物を吐き出すために起こる体の反応（セキ反射といいます）ですが、それが弱まってしまうとなかなか吐き出せないため、何度もセキ払いをしてしまうのです。

唾液の分泌が少なくなったり、飲みこむ力が弱まったりという現象は、加齢とともに少しずつ顕著になっていくため、意外と気づきにくいものです。そのため、無意識のうちに水を飲んでうるおしたり食べ物を流しこもうとしたりしていることが考えられます。

多くの場合、本人は水をたくさん飲んでいるとは自覚していません。塩分は控えめにしているし、水分量にも気をつけているのだけれど知らないうちに……ということが多いのです。

これは体の自然な老化現象で、透析患者さんに限らず加齢によって誰にでも起こりうることなので、責めるのは酷かなと私は考えます。

とはいえ、やはり水分を摂れば体重は増えてしまいますので、口の中が乾かないよう唾液の分泌を促したり、飲みこむ力をつけたりして、水を余分に摂らずにしたいもの。次項で効果的な方法を紹介しましょう。

水を飲みたくなったときに有効なマッサージ

前項で話したとおり、高齢になってくると唾液の分泌量が減り、口の中は乾き気味になってきます。

唾液は、耳の下やあごなどを通っている唾液腺という管から分泌されます。唾液腺を軽く指で押しながら、軽くマッサージするようにさすると、唾液腺の働きが良くなり、唾液の分泌量が増えますので試してみてください。

回数の制限などはありませんが、食事の前や、口が乾いているなと思ったときに一日数回やってみるとよいでしょう。

ぎゅうぎゅう力を込めて押したり、ぐりぐりこすったりせず、優しく行うのがポイントです。

また、いつも口が乾いているという人は、もしかしたら無意識のうちに、口が開きっぱなしになっているかもしれません。人間は本来、鼻で息の出し入れ＝鼻呼吸をする生きものですが、アレルギー等で小さいころから鼻が詰まり気味だったり、歯並びの問題で口が開きやすかったりすると、口を開けて呼吸する口呼吸が習慣になってしまうことがあります。また、加齢によっても口まわりの筋肉が衰え、気がつくと口がぽかんと開いてしまっている、ということもあります。

この場合は、若いころから口が乾燥気味であることが多いですが、それに唾液の減少が重なり、余計に口の乾きが気になってくるのです。

鼻呼吸では、鼻腔の粘膜がフィルターの役割を果たしていて、ホコリなどの異物を入れないようにしているのですが、口呼吸ではそれができません。そのため、異物を肺に取りこみやすく肺炎などの病気のリスクを高めてしまいます。健康のためにも、口呼吸の人は鼻呼吸に変えましょう。

一方、のどの力をアップさせるには、唾液をのどの奥に少しためるようにして、人さし指をのどぼとけのあたり、飲みこんだときに動くところに軽く当てながら、30秒間でできるだけ多く、「ごっくん」と飲みこむようにしてみましょう。最初のうちはなかなか飲みこめなくても、1日朝晩続ければ、だんだん回数が増えてきます。目安としては60代で5〜6回、70代で4〜5回、80代なら3〜4回できれば、年齢相応といえるでしょう。

本人に食べ過ぎを自覚させるいい方法は？

繰り返しになりますが、食習慣は長年、その人が生きてきたなかでつちかわれてきたものですから、急に変えることはなかなか難しいものです。ダイエットでも、一念発起して数日間は頑張れても、次第にいつも食べていた甘いものが欲しくなって、つい……と、三日坊主に終わってしまうのはよくある話です。

そのダイエットですが、数年前にブームとなった方法があります。それはレコーディングダイエットといって、食べたものを記録するというもの。不思議なことに、日記のようにただただ、毎食、毎日、何を食べたか書き留めるだけで、自然に食事量が減り、体重も減っていくと話題になりました。

取り組んだ人すべてに効果があったわけではないのでしょうけれど、ブームになったということは、多くの人がこの方法でやせることに成功したのでしょう。なぜ書くだけでやせるのでしょうか。考えるに、食べたものを客観的に見直せるからというのが一つ、大きな要因だと思います。

食べ過ぎてしまったとき、それを家族が口頭で注意しても、もう食べてしまって目の前にはなにもないということもあり、本人には今一つ響かないというか、食べ過ぎてしまった実感が伴わないのではないでしょうか。

でも、〝記録〟が残っていれば、本人も思い出しやすいですし、「食べた」「いやそんなに食べていない」と押し問答になるのも避けられ、冷静に話がしやすいと考えます。

近年は、スマホの普及等により、手軽に写真を撮れるようになりましたので、レコーディングの進化版ともいえる、写真での記録もしやすくなっています。

当院にも、毎食、スマホで写真を撮り、診療時に報告してくれる女性の患者さんがいます。その方は料理好きということもあり、自分で考えながら食事の工夫をしています。レパートリーを増やすという意味でも、写真を撮り画像で残しておくことを、楽しんでいるようです。

もし、食べ過ぎが気になっているのに、言うだけではなかなか伝わらないと悩んでい

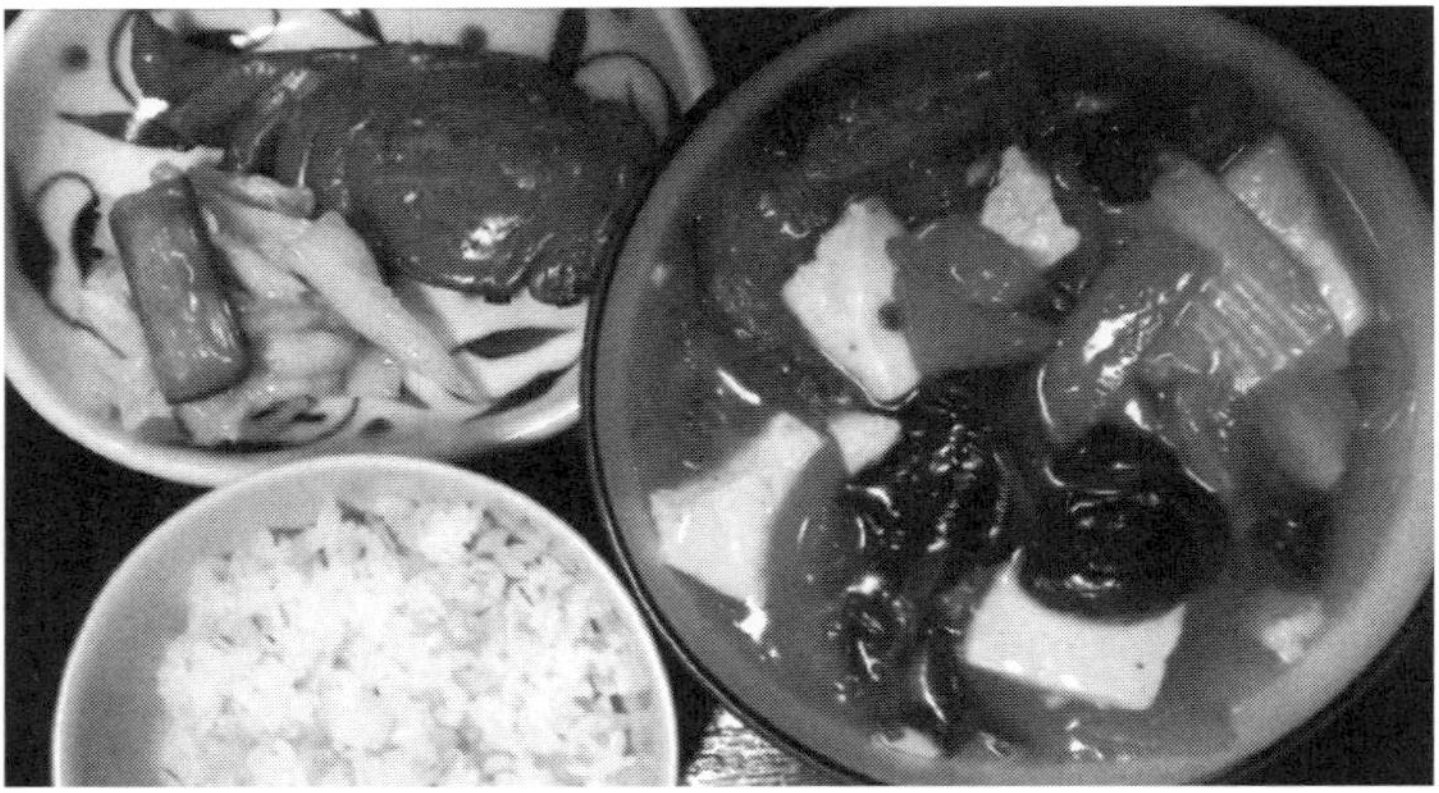
リンの制限が必要な患者に食事指導をするため撮ってもらった写真の一例。ウインナーやドレッシングなどの、無機リンが多い食品をよく使っていたので、控えめにするようアドバイスした。

たら、一定期間だけでもいいので、食事を写真に撮って本人に見せてみてはいかがでしょうか。もちろん本人に撮ってもらうのでもかまいません。外食時など、あとから写真を見返すことで、「ちょっと食べ過ぎかな」と気づいたりするものです。

塩分制限には「塩をなめる」!?

このタイトルを見て「塩分はいけない、って言っているのに、どうして塩をなめるのがいいの!?」と驚かれる人がほとんどでしょう。

逆説的といいますか、多少、荒療治のような方法ですが、実は私は、塩分制限に最も効果的な策は、塩をなめることだと思っています。

といっても、最初から塩をなめていては制限になりません。ある程度の期間、塩分を徹底的に控えた透析食を続けたあとにほんの少量、塩をなめるのです。

塩分の高い食品、ではなく、塩そのもの、というのがポイントです。ほとんどの人が、なめたとたん、塩辛さにびっくりします。そして「自分は透析する前、こんなに塩辛いものを口にしていたのか」と、ぞっとするのです。

不思議なもので、透析食を続けている最中は、こんな食事は味気ない、もっと塩気のあるものを食べたい、と塩への思いをつのらせているのですが、いざ、塩をなめると舌が受け付けなくなっている、というわけです。

その後は、透析食を続けても本人はもう、塩辛いものを食べたいとは以前ほどには思わなくなります。

これを家庭で行うのは少し難しいかもしれません。特に、塩気のあるものについ、ちょこちょこと手を出してしまっている人には、塩をなめても塩辛さのインパクトはないでしょう。塩分を極力控えた食事を続けている人が、挫折しそうになったときに試す、というのが最も効果的だと思います。

なぜ、晩酌のあとにラーメンを食べたくなるのか

お酒のアルコールはエタノールといい、体内に入ると肝臓で分解され最終的には水と二酸化炭素になります。

その分解の過程で、体内の糖分が必要とされます。そのため飲酒後には急に血糖が消費され、血糖値が下がりやすくなります。

お酒を飲んだあと、ラーメンや雑炊、おにぎりなどを食べたくなるのは、下がった血糖値を上げようと、脳が糖分を要求する指令を出しているから、といえます。麺類や米、あるいは甘いものといった炭水化物は、体内ですばやく糖に変わるので、特に食べたくなるのです。

ただし、飲酒後に血糖値が下がるのは一時的で、しばらく経つと肝臓に貯蔵されている糖（グリコーゲン）が血中に放出されるため、血糖値はふたたび上昇します。つまり、ラーメンやご飯ものが食べたくなるのも一時的に過ぎず、少し我慢していれば食べたくなる気持ちもおさまってくるのです。

ここで抑えが効かず、ラーメンを食べてしまうと、炭水化物の摂り過ぎで高血糖や肥

満の要因になりかねません。インスタント麺にはリンもたくさん含まれています。またラーメンなどの汁ものはほとんどの場合、スープに塩分がたくさん含まれていますから、透析患者さんはできるだけ避けたいものです。

また、アルコールの分解や体外への排泄には、多くの水分が使われます。飲酒するとのどが渇く人が多いのもこのためです。

アルコール自体は、適量であれば制限の対象にはなりませんが、飲酒後はこのように、塩分や水分をたくさん欲しくなってしまうのと、お酒自体も水分ですから、量が増えないよう気をつけるべきでしょう。

それには、「ちびちび飲む」ことと「さっと切り上げる（だらだら飲まない）」が有効です。アルコールの分解が少しずつゆっくり進むのであればその分、急な低血糖に陥らずにすみますので、ラーメンもそれほど欲しくなくなることが期待できます。ただ、少しずつ飲んだとしても長時間にわたればアルコール量は増えますので、時間を決めて飲むようにするのも大事だと思います。

それでもラーメンが食べたいのであれば、スープは残す、またはお湯で薄めるといった工夫を。本当はそれほど食べたくないのに、食べないと気がすまない、晩酌が終わった気にならない場合は、晩酌後のラーメンが習慣化してしまっているのかもしれません。家で食べるなら小さなお椀に取りわける、などで少しずつ量を減らしていくといいのでは、と思います。

〈コラム〉
やせている患者さんは、「しっかり食べて」フレイル予防を

食事制限があるとどうしても「いかに食べないか」「いかに量を減らすか」に頭がいきがちです。しかし、透析患者さんにとって最も深刻なのは「食べない」ために起こる体のさまざまな機能低下。これを総称して「フレイル」（虚弱）といいます。

透析患者さんのなかでもやせている人は特に注意が必要です。やせているから食事制限がうまくいっている、と勘違いされやすいのですが、実は必要な栄養が摂れていないために筋肉が細くなってしまい、それに伴い筋力も落ちている可能性があるからです。

食べ過ぎるのはだめ、でも食べないのもだめ、というわけです。

必要な栄養が摂れていないと、サルコペニアと呼ばれる、筋肉量の低下から端を発し、

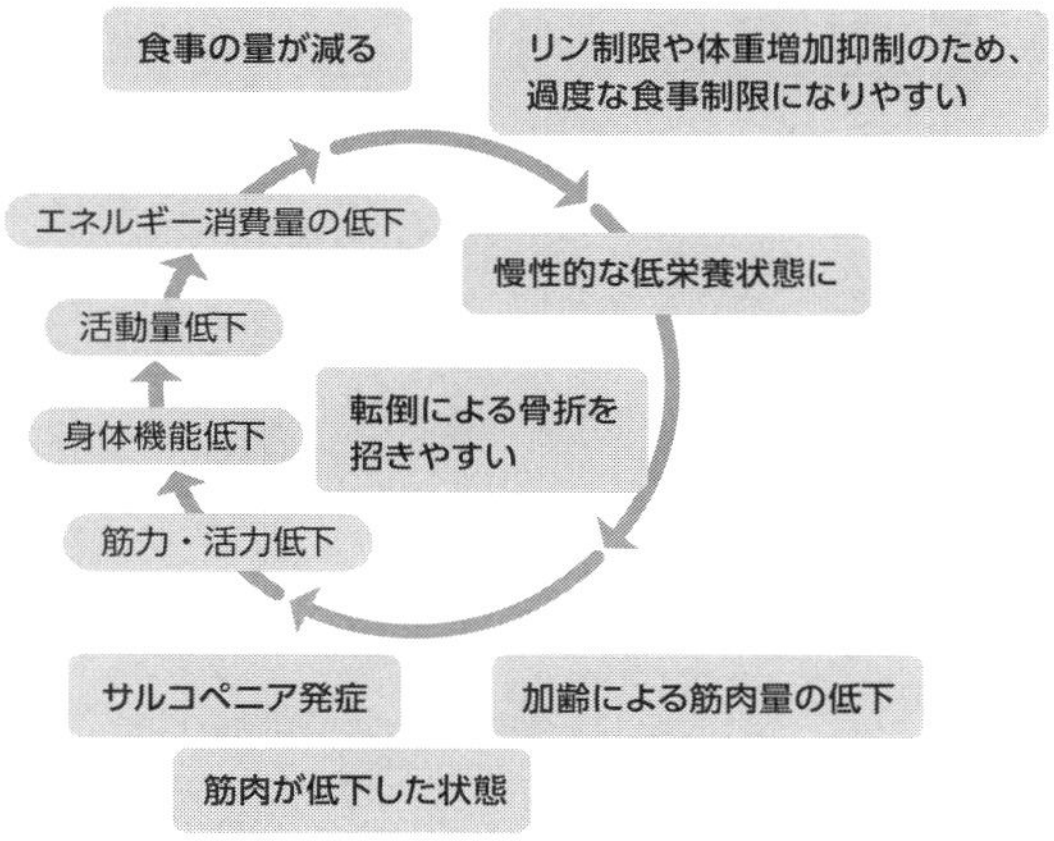

図表5：身体を衰弱させていくフレイルティサイクル

フレイルを進める負のスパイラルに陥ります（図表5参照）。よって、次章で述べる運動もとても大切ですが、筋肉量を減らさないためには運動だけでなく、筋肉の〝もと〟となる栄養もきちんと摂ること、つまりしっかり食べることも大事です。

具体的には、エネルギー不足に注意することと、良質なタンパク質を摂ることが大事です。

透析患者さんの場合、体重増加を抑えるために、食事量を極端に減らしてしまうとエネルギー不足に陥りやすい傾向があります。エネルギーが不足すると、体は筋肉を構成しているタンパク質を分解してエネルギーに変えます。そのため筋肉量が減ってしまうのです。

また、いうまでもなくタンパク質は、筋肉を作るために不可欠な栄養素です。ただしタンパク質が多い食品にはリンも多く含まれますので、できるだけリン含有量が少ない食品を選ぶことがポイントです。肉類や魚類、鶏卵を意識して摂るとよいでしょう。

骨の良さが健康寿命を左右する

介護が必要になる大きなきっかけの一つに、「転倒・骨折」があります。年齢を重ねれば、誰しも足腰が弱くなり転びやすくなりますが、骨が弱いとささいなことで折れてしまうことが多々あります。例えばよろけて壁に手をついたときに手首や甲が骨折してしまうとか、ベッドから起き上がろうとして床にすべりおちたときに足を骨折してしまうなどです。

骨といえばカルシウム、と誰もが思いうかべると思いますが、実は骨の形成にはリンとカルシウムのバランスが重要です。どちらかが多過ぎても少な過ぎても骨の質は良くなりません。

これらの体内での調整を行っているのが副甲状腺ホルモン（ＰＴＨ）です。副甲状腺は、のど仏のあたりにある甲状腺のわきについている小さな器官で、血液中のカルシウムが不足するとＰＴＨが分泌され、骨のカルシウムを血中に放出させます。

カルシウムは、ビタミンＤの作用によって体内に吸収されます。しかし慢性腎臓病では、リンが過剰になることでビタミンＤの働きが阻害されやすいため、カルシウムが吸収されにくい、つまり血中のカルシウム濃度が低くなりがちです。そこでＰＴＨが分泌されると、骨からカルシウムが移動してしまうので、骨がもろくなりやすいのです。

さらに食事でリンをたくさん摂ってしまうと、血中のカルシウムとリンが過剰になり、これが石灰化と呼ばれる白い塊を作って、血管にへばりつき、動脈硬化を進めてしまうもととなります。

そのため、良い骨を作るためにも、リンの摂取量をコントロールすることは非常に重要なのです。

第三章

筋トレやエクササイズでなくてもいい！
好きなことをすれば自然と運動量は上がる

【あらすじ】

父親の、食生活についての悩みに対し親身になって答えてくれた江川先生に、好感を持った栄子さん。実はもう一つ、透析患者にとって重要な「運動」に関しても気がかりなことがありました。

というのも、繁夫さんは若いころからインドア派で、運動らしい運動をしなかったので、透析開始時に主治医から「運動してくださいね」と言われたものの、満足に続いたためしがないのです。

ウォーキングや、ジョギングはどう？　と水を向けても、「ただ歩いたり走ったりするなんて面白くない」「なんのためにやるのか」などと言って、なかなか重い腰を上げようとしません。同じ施設に通うほかの患者さんが、毎日体を動かしているというのを聞いてようやく、自分も……と近所を歩き始めたものの、「やっぱり面倒」と、三日坊主に終わってしまいました。

透析前までは、さして不安に思わなかった足腰の状態も、最近、少し弱ってきたんじゃないか、と気がかりです。

動作がもっさりしてきて、立ち座りにも以前より、時間がかかっているように見えるし、立ち上がったときによろっとすることも……。

それでも、いつも透析から帰ってきて、疲れた様子でいる父親に、運動したらとはあまり口うるさく言えません。また、栄子さん自身も、透析患者さんに適した運動とは何か、どんな運動をどのくらいしたらいいのか、あまりわかっていないことに気づきました。

そこでこれらについても江川先生に質問し、考えを聞いてみることにしました。

根っからの運動嫌い。どうしたら運動してくれる？

若いころからインドア志向で運動に興味が向かない、というような人は、透析生活になって適度な運動を、と主治医から言われたとしても、なかなか重い腰を上げる気にならないものです。

そして、やり慣れないものをやるのは高齢になればなるほど、おっくうになりがちです。

「ただ歩けばいいのよ。家にばかりいないで、散歩でもしてきたら？」家族としてはこう口を出したくもなるでしょう。もっとも、それで「じゃ、ちょっとその辺に出てみるか」となる人だったら、実はそれほど運動嫌いではないと思います。

根っからの運動嫌いの人はまず、どうして運動が必要なのかを十分に理解していないことが考えられます。

今までも特にこれといった運動をしていなくても生きてこられたし、不便もなかった。これからも大丈夫ではないか、と、心のどこかで思っているのかもしれません。

第二章のコラムで触れましたが、透析患者さんはリンとカルシウムのバランスが崩れやすく、それが骨の質の低下をまねきます。骨が弱ければ骨折しやすく、要介護や寝たきりリスクが高くなりますので、透析患者さんは良い骨を作るよう、特に意識しなければなりません。

そのためには食事の栄養管理も重要ですが、骨折を防ぐために筋力をつけることも大切です。

さて、運動が必要であることはわかっているとしても、運動嫌いの人は自分が運動する姿をイメージできないことが多く、歩けと言われてもどこをどのくらいの時間、どんなふうにすればよいのか、と考えあぐねてしまいがちです。料理を作る習慣のない人が、卵焼きの作り方も、場合によっては炊飯器の使い方もわからないのと同じようなものです。

このような状態の人に、「歩けばいいのよ、散歩でもしたら？」と言ったとしても、やはり気乗りせず、長続きしにくいのではないかと考えます。

最初の話に戻りますが、「運動」という新しい習慣を、今の生活に加える、ということが、本人にとっては負担になってしまっているように思います。

それなら、運動のために特別に時間を割くという発想ではなく、今営んでいる生活のなかで、体を動かす機会を増やすことを考えるほうが、無理なく運動量を増やせるかもしれません。

インドア志向であるのなら、例えば家事でできそうなことを習慣にする、とか、透析治療を受ける医療機関へ徒歩で行っているなら、少しだけ遠回りしてみる、などです。

家族も、運動を特別なことととらえず、普段の生活のなかで今よりこまめに動いてくれればまずはよし、とおおらかに構えているほうが、本人のやる気につながるのではないかと思います。

運動を楽しく継続するにはどうすればいいのか

透析患者さんのなかには、主治医から体操のやり方などが書かれたプリントを渡され、これをやってみてくださいねと言われたことがある人もいるでしょう。それでいちおう、書いてあるのを見ながらやってみるものの、どうも身が入らない。面白くなくて、飽きてしまう……そんなケースも多いようです。

体操は、動かすべき筋肉をしっかり動かしてこそ効果的なのであり、なんとなく「それらしい」動きをしているだけでは目的を達することができません。まったくやらないよりはいいですが、まんぜんと動かしているのでは時間を割いてもそれほどの手ごたえも得られず、もったいないことです。

なかには、「お医者さんが勧めてくれたのだから」いい体操に違いない、と進んでやる人もいますが、得てして人から一方的に言われたことは受け身になりがちで、あまり一所懸命になれないという人のほうが多いようです。

このとき、家族としては「そんなやり方じゃ運動になっていないんじゃないの?」「もっとしっかりやったら」と言いたくなるかもしれません。しかし、口すっぱく言ったとし

郵便はがき

料金受取人払郵便

代々木局承認

7172

差出有効期間
2020年12月
31日まで

151-8790

203

東京都渋谷区千駄ヶ谷4-9-7

株式会社 幻冬舎メディアコンサルティング

「透析生活が楽しくなる本」係行

お名前（ふりがな） □男 ・ □女	
ご住所　〒	
メールアドレス	
生年月日 年　月　日	ご職業
業種	役職

ご記入いただいた個人情報は、許可なく他の目的で使用することはありません。

1 本書を知ったきっかけは？ あてはまる答えに○を付けてください。

a 書店で見て　b 新聞で見て（掲載紙名　　　　　　）
c 知人にすすめられて　d 雑誌で見て（掲載誌名　　　　　　）
e プレゼントされて　f インターネットで見て（ HP ・ メルマガ ・ ブログ ）

2 本書を購入された理由は？ あてはまる答えに○を付けてください。（複数回答可）

a タイトルにひかれた　b 内容・テーマに興味があった
c 著者に興味があった　d デザインにひかれた
e 話題となっているから　f 値段が手頃だった
g その他（　　　　　　）

3 本書の評価は？ あてはまる答えに○を付けてください。

タイトル	a 非常に良い	b 良い	c 普通	d 悪い	e 非常に悪い
デザイン	a 非常に良い	b 良い	c 普通	d 悪い	e 非常に悪い
内容	a 非常に良い	b 良い	c 普通	d 悪い	e 非常に悪い
価格	a 非常に安い	b 安い	c 普通	d 高い	e 非常に高い

4 好きな本のジャンルは？ ＿＿＿＿＿＿＿＿＿＿

5 本書の感想をご自由にお書きください。

＿＿＿＿＿＿＿＿＿＿＿＿＿＿＿＿＿＿＿＿

＿＿＿＿＿＿＿＿＿＿＿＿＿＿＿＿＿＿＿＿

＿＿＿＿＿＿＿＿＿＿＿＿＿＿＿＿＿＿＿＿

＿＿＿＿＿＿＿＿＿＿＿＿＿＿＿＿＿＿＿＿

＿＿＿＿＿＿＿＿＿＿＿＿＿＿＿＿＿＿＿＿

＿＿＿＿＿＿＿＿＿＿＿＿＿＿＿＿＿＿＿＿

お寄せいただいたご感想を広告等に掲載してもよろしいですか？

□実名で可　□匿名なら可　□不可

ご協力ありがとうございました。

ても、それで本人が熱心になるかといえば、大いに疑問です。

そもそも体操をすること自体が、医師から言われて仕方なく……だとしたら、それに輪をかけて、家族からあれこれ口出しされるのは面白くないでしょう。そんなにうるさく言うなら、もうやめる！　ということにすらなりそうです。

第二章でも話しましたが、本人が楽しめることを第一に考えるなら、こうしたら、こうしなさい、と人から決められた体操などではなく、本人が進んで体を動かせるようなことをやるようにしたほうが、習慣になりやすく、体もしっかり動かせるのではと考えます。

何なら進んで体を動かせるのか、それは人それぞれですが、土いじりが好きなら庭仕事を任せるとか、近所のスーパーへ行くのが好きだったら、往復を日課にするとか……。

こうした「楽しみの見つけ方」のヒントについては項目を改めて後述します。

もし、それでも「特にやりたいことはない」という人になにか一つこれを、というのであれば、私はラジオ体操を勧めます。

今でも朝6時半、公園などに集まって体操している光景を目にすることがあります。

ラジオ体操は戦後、国力の衰えを懸念した国の健康政策の一環として広まったとも伝えられており、よく考えられていて、最後まで行えば全身をしっかり動かすことになります。もし近所で、住民が集まりやっているところがあり、そういうところに参加するようになれば、習慣にしやすいでしょう。

足腰が弱ってきたように見えるが……

傍目から見るとどうも動作が危なっかしい。足取りもふらふらしてきたような気がするし、時々よろけているようにも見える。本人の元気だったころ、若いころを知っている家族ならなおさら、心配になるというもの。しかし当の本人はそれほど意に介さなかったりします。

弱くなったことは認めるものの、「歳なんだからこんなもの」と、加齢のせいにしてやり過ごしたり、「特に不便はないから大丈夫」と楽観視していたり、「そうかなあ」ととぼけてみたり……。家族としても、本人が大丈夫と言い張っているうちは、あまり強く言えないこともあるでしょう。

しかし、そのまま家族まで見て見ぬふりをしてしまうと、本人の運動機能はどんどん落ちていってしまう恐れがあります。

というのも、本人が大丈夫、と言っているのは実は、「大丈夫なようにしか動いていない」裏返しであることが多いからです。

例えば、10分くらい歩くとつらくなるな、と感じたら、10分以内、つまりつらくない程度の時間しか歩かなくなりますし、家の中でも、階段の上り下りがおっくうになったら、上階には行かなくなる、といったふうに、です。

それで転んだり、つまずいたりといったアクシデントは回避できたとしても、だからといって本人の運動機能に問題がない、とはいいきれないのです。こんな調子でどんどん行動範囲がせばまっていき、やがて布団から起き上がるだけ、となってしまっても、「歳だからこんなもの」なんて言われてしまっては、家族はたまったものではありません。

70歳、80歳過ぎてもかくしゃくとして、旅行も楽しんでいるような元気な高齢者はたくさんいます。この年代になると、活動性には個人によって大きな差がつきます。

それを左右するのは、ずばり「足腰の強さ」でしょう。

足腰の強さを計るバロメーターとして、私が患者さんに決まってたずねることがあります。

それは「自力で500メートル歩けますか?」です。

個人差はありますが、1キロがだいたい15分~20分弱ですので、その半分、10分前後歩き続けることができれば、まあ生活圏での用事は自分ですませられるかなと判断しています。近所のスーパーへ自分で買い物へ行ったり、地域の集まりに参加したり、郵便局や図書館へ行ったり、などです。

逆に500メートル歩けないとなると、どこへ行くのもおっくうになり、せいぜい家の周りを散歩するくらいになりやすくなります。それでも、外へ出る気持ちがあるならまだいいですが、次第にそれもしたくなくなれば、家の中だけでの生活になりかねません。

もし「自分は大丈夫」と言い張ったら、この「自力で500メートル」を持ち出してみてはいかがでしょう。ただばくぜんと、足腰が強いか弱いかを自分で判断するのは難しくても、500メートルという具体的な数字が出ると、自分はどうなんだろう、とまじめに考えるようになるのではと思います。

体重減少は良い場合ばかりではない

糖尿病性腎臓病を基礎疾患に持っている肥満の人なら、減量は良いことなのですが、そうでない透析患者さんの場合、やせていくのは実はとても危ない現象です。

というのも、体に必要とされる栄養まで不足してしまうため、生命を維持するのに不可欠な筋肉や臓器の働きが衰えてしまう「フレイル」に陥っている恐れがあるためです。

栄養不足で体力が落ち、歩けなくなるなど活動性が低下し、それとともに呼吸や消化吸収をはじめ、全身の機能が落ちてしまうことを指します。進行すると寝たきりになるリスクが高くなり、肺炎や心不全などの命に関わる疾患にもかかりやすくなります。

透析患者であるなしにかかわらず、一般的に60歳を過ぎたころからだんだん食が細くなり、やせていく人が増えてきます。若いころに比べ、あまり「食べたい」と思わなくなってくるのです。

これがフレイルの入り口。特に、筋肉を作るのに必要なタンパク質が不足すると、体がやせ細ってきて、疲れやすくなり、外出がおっくうになり……と動かなくなってしまうのです。

動かなくなればますます、食欲が湧きません。こうして「食べない→体力がなくなる→動かなくなる→食べない→さらに体力がなくなる」と悪循環に陥り、最後は寝たきりとなってしまうのがフレイルの怖さです。

体を動かさなくなると、脳の働きも鈍くなり認知機能の低下につながるとの指摘もあります。

やせていく透析患者さんは、水分やリン、カリウム等の栄養の制限ができている、というよりは、その必要がないほど食べていない人なのです。こうした人の予後は、実は水分やリン、カリウム等の制限がうまくいかず摂りすぎてしまう人よりも、短いことがわかっています。

これは、尿毒症や合併症で亡くなるよりも、虚弱になり感染症等にかかって亡くなる危険性の方がより高く、注意が必要であることを意味しています。

「水分は摂っていないし、やせているから大丈夫」は大きな誤解。もし年々やせてきていて、家から出たがらないなど行動範囲が狭くなってきたら、早めにフレイル予防の手をうちましょう。

どうしたら、フレイルを防げるのか？

やせてくるとともに体力が落ち、体の各機能が衰えて寝たきりになったり、命を脅かす病気にかかりやすくなったりするリスクが高まる「フレイル」。これを予防するのに、実は運動がとても効果的なのです。

単純なことですが、体を動かせばお腹が減ります。お腹が減れば食事量も増え、栄養もたくさん摂りこむことができます。

また、運動することで内臓の働きも活発になります。胃腸の消化吸収もよくなる、というわけです。

これには自律神経が関係しています。自律神経には、興奮や緊張をつかさどる交感神経と、安静や弛緩をつかさどる副交感神経があることはよく知られています。

どちらかが一方的に強いと、例えば心臓がどきどきして止まらなくなったり、血圧が上がりっぱなしになったりなど、健康にとってよくありません。どちらかが強くなればもう一方が抑えにまわるなど、両者がバランスを取ることで体調が維持されています。

さて、運動するとどうなるかというと、血流が良くなって体温が上がり、心拍数も増えます。これは交感神経が優位に立っているからです。

一方、休憩してしばらくすれば、その交感神経とバランスを取ろうとして、今度は副交感神経が優位に立ってきます。

胃腸の活動というのは、実は副交感神経に支配されています。お腹がすいたときに、ぐうと鳴るのは、副交感神経優位の一つのサインといえるでしょう。

こうして人は食欲が出て、たくさん食べられるようになる、というわけです。

もう一つ、基礎代謝の維持・アップにも運動は効果的です。

基礎代謝とは、安静にしていても消費するエネルギーのことで、体温維持や胃腸の消化吸収活動、呼吸など、その多くが生命維持活動に使われます。しかしこの基礎代謝は、20歳を過ぎると徐々に低下することがわかっています。

基礎代謝が最も多く必要とされるのが、実は筋肉なのです。つまり、運動で筋肉量が増えれば、基礎代謝も上がり、体の活動性が高まるといえるのです。

高齢になると、筋肉量を増やすまではなかなか難しいかもしれませんが、フレイル予防のために、筋肉量を維持するという目的でも運動は十分効果的ですし、続ける価値があります。

運動を始めてもたいてい3日坊主。継続のコツは？

運動が長続きしない人には大きく２つのタイプがあると思います。

一つは頑張り過ぎ。最初は張り切って一所懸命やるものの、すぐに疲れてしまって、毎日やろうとしていたことも2日に1度、３日に1度……と間があいてきて、いつのまにかしなくなってしまうタイプです。

もう一つは最初からいやいややり始め、楽しさがわからないまま結局やらなくなってしまうタイプです。

前者は、運動そのものには興味があり、やろうとする意志はあるので、自分のペースを作ればうまく継続の波にのれるのでは、と思います。

健康な人でも、例えば毎日２０００歩程度しか歩いていない人が、いきなり５０００歩を目指すのは高望みです。４０００歩／日の人が５０００歩ならいいのですが、一般的に2倍以上の運動量にするのは、体への負荷がかかり過ぎといえます。

運動は、少ない負荷でも継続する方が効果的です。そのなかで、少しずつ運動量を増やせればなおいいと考えます。日に10分散歩している人なら15分に、日の歩数が２００

0歩の人は3000歩に、というように、です。

もう一方の、もともと気乗りがしない人に対しては、家族から「これやったら、あれやったら」と口を出しても、うるさがられるだけになる可能性があります。

私も患者さんに、あれしなさい、これしたら、と指示を出すような言い方は避けるようにしています。その代わり、診察室や透析室での会話から、患者さんが興味のあることや好きなことをつかむようにしています。それが案外、体を動かすことにつながることが少なくないからです。

例えば昔からパチンコが好きで、という患者さんがいました。透析治療のあとに、近くのパチンコ店に寄っては少し遊んでから帰宅するのを聞いていたのですが、しばらくしてそこよりは少し遠くはなるのですが、より安く遊べる店が開店したのを知り、何気なくその患者さんに教えたところ、喜んでその少し遠い店に通うようになりました。

これで、ほんの数分かもしれませんが運動量が増えたわけです。週3日、コンスタントに続くのであれば、数分といえどもばかになりません。

このように、透析患者さんにとっての運動は、健康な人がイメージする運動よりももっと、生活に溶け込んだ〝さりげない〟ものでかまいません。そう頑張らず、楽しみながらいつのまにか体が動いていた、というようなことを、家族も一緒になって考えてあげられたら、と思います。

素直に好きなことが運動習慣につながる

現役時代に仕事人間だった人ほど、一線をしりぞくと趣味もなく友達もいなくて、一日中ぼんやりと、ぬけがらのようになってしまう、というのはよく聞く話です。多趣味の人には想像もつかないかもしれませんが、高齢の方でこのように「好きなことは特にない」と言う人はそう珍しくありません。

裏付けがあるわけではないのですが、意欲がないと運動どころか、普段の生活で体を動かすのも難儀になってしまう恐れがあります。これといって好きなことがない、という人に、きびきび動き、はつらつとした表情の人を私も見たことがありません。

趣味の一つでもあれば、同好の士ができて交流も生まれようものですが、それもできないので社会の中で孤立していってしまいます。普段動かず、会話もなく、では、脳の働きもやがてにぶり、認知機能の低下も心配です。

この場合、家族がどんなに、その人の「今」から好きなことを引き出そうとしても、思うようにはいかないと考えられます。

であれば、「過去」から掘り起こしてみてはいかがでしょう。昔はあんなことが好きだった、とか、一時期凝っていたことがある、などです。仕事人間だったのであれば、その仕事内容と関連づけてなにか、体を動かせるようなことはないでしょうか。

私の患者さんで、現役時代新聞配達店を営んでいた人がいます。不況のあおりを受け、店はたたんでしまったのですが、今は透析治療を受けながら、通販の配達員の仕事をしています。もともと体を動かすことが好きな人ではありますが、昔の仕事が今の運動習慣につながっている好例といえるでしょう。

今は好きではない、興味はないと思っても、かつて熱心に取り組んでいたことを思い出せば、またやってみようかなという気になるもの。それが体を動かすことにつながればもちろん理想ですが、そこまで至らなくても、ちょっとでも気分が上向いて、興味や関心が外へ向くようになり、何かする意欲が湧いてくるだけでも、一つの喜ばしい変化といえるでしょう。

食べることは好きなのに運動嫌い

「俺は食べることだけが生きがいなんだ」という人はよくいます。糖尿病性腎症で透析が必要となった方のなかにも、若いころ美食家だった方がかなりの割合でいらっしゃいます。

たくさん食べるのに動かなければ、それは糖尿病の一番のリスクになります。美食家が皆運動嫌いというわけでは決してありませんが、透析生活に入り食べたいものは食べられない上、気が進まないのに体を動かさないといけないのか、などと考えてしまうと、治療へのモチベーションは下がる一方です。

こうした方々のやりがいや生きがいのお話は後章に譲るとして、ここではいかに運動をしてもらうか、知恵を絞りたいと思います。

私の診療経験から申し上げると、運動意欲をかきたてる格好の話題が、実は「食べ物」なのです。食べ物が絡むと意外と人は動いてくれるものです。

人は古来、食糧を得るために狩りに出て獲物をしとめ、農作物をたくさん収穫するために労働を惜しみませんでした。やはり食欲は人間の本能的な欲なので、「食べるためには動く」が遺伝子にインプットされているのではないかと思います。

実際に食べるか食べないかは別として、おいしそうな料理の写真やお店のメニューをながめたり、もっと日常生活に根差した例でいえば、スーパーで食品をながめたりすることは多くの人にとって楽しいのではないでしょうか。

そこで我慢できず、出来合いのお弁当などを買ってきてしまうと、それはそれで考え物なのですが、体を動かすという点においては、なにもせず家に閉じこもってしまうくらいなら、住んでいる町のスーパー巡りをする方が健康的です。どこの店の何が安い、何円安いなどとリサーチも兼ねれば頭の体操にもなるでしょう。

当院の患者さんのなかに、透析治療後必ず、近くの喫茶店に寄ってコーヒーを飲む、という人がいました。そのお店のコーヒーがお気に入りで、透析後の楽しみだったようです。その人は透析がない日も、しばしばそこに通っていたと聞きます。たったコーヒー一杯であっても、生活するうえでの張り合いになり、歩いて店へ行くことが習慣になれば、足腰の弱りを遅らせる効果も期待できます。

囲碁や将棋が好きなら、外に出てやろう

囲碁や将棋、麻雀は、今の高齢者には結構なじみの深いものだと思います。しかしどれも座ったまま行うので、一見、そんなことしても運動にならないじゃないの、と思われがちです。

実際、囲碁や将棋に熱中していると、じっと盤を見て考えこみ、体が動かなくなってしまいます。確かに、ほどほどにしてもっと体を動かしたら？　と言いたくなる気持ちはわかります。

しかし、囲碁や将棋も実は、体を動かすことに貢献しているのです。

ご存知のとおり、これらはとても頭を使います。一人でさしていても、〝勝った〟ときの喜びはひとしお。その喜びをより多く味わいたいとなると、だんだん一人では物足らなくなってくるものです。

そうなれば、相手を求めて外へ出るようになる可能性が高くなるというわけです。例えば公民館へ通って対戦する、とか、同じ趣味を持つ近所の人と行き来するようになる、などです。

読書もそうで、図書館や書店に足を運ぶようになりますし、テレビを観ることだって、人気のお店や観光スポット、話題のイベントがもし自宅から行けるところなら、ちょっとのぞいてこようかなと思うこともあるかもしれません。

当院の患者さんの中にも、退職を機に囲碁にのめりこむようになった人がいました。その後透析治療を受けることになった際、地元の有志で作った囲碁サークルがたまたま通り道にあることがわかり、透析の帰りに寄るようになりました。

寄り道ですから、それだけでは運動量自体は増えるわけではないのですが、そこで新たな友達ができ、囲碁以外でも意気投合して、あちらこちらへ出掛けるようになったそうです。透析治療を始めた当初よりもいきいきとして、このクリニックに通わなければできなかった縁だから、と、治療にも前向きに取り組み、塩分制限もきちんと守ってくださっています。

家族としては、最初から運動、運動とは言わず、頭が活性化されるような「情報」を意識して提供する、という心持ちでいいのではと思います。そうすれば会話も生まれますし、そうやってコミュニケーションがよく取れるようになれば、体の活動性も自然に高くなっていくと、これまでの診療経験から実感しています。

加えて、コミュニケーションが円滑になることにより、家族と本人との意思疎通もしやすくなるといった副産物も期待できるのではないでしょうか。

散歩を日課にしているものの「今日は気乗りしない」とたびたびさぼってしまう

透析患者さんは日によって体調が安定せず、そのために気分の波も大きくなりがちです。散歩を日課にしていても、張り切って出掛ける日もあれば、どうしても家から出たくない、という日もあるでしょう。そんなときは「日課って決めたでしょ」と無理強いはせず、体調が良いときに歩けばいいよ、と温かい目で見守ることも、本人のやる気継続には大切かと思います。

しかしそれ以上に効果的なのは、「家族も一緒に」運動することではないでしょうか。散歩に付き合う、趣味のサークルなどがあればともに参加する、などです。

一人だと、気乗りしなければ今日はいいか、とすぐ諦めてしまうことでも、家族が一緒なら、じゃちょっと歩いてみるか、という気になりやすいと思います。最初は気が重くても、一歩家から出てみたら気分が変わり、案外、いつもと同じように歩けてしまったりするものです。

このとき家族としては、付き合ってやっているという態度ではなく、自分も楽しむ気持ちでいることがポイントかなと思います。気乗りしない本人への声掛けも、「私は散歩したいんだけど、あなたもちょっとだけ付き合わない？」「途中で帰ってもいいから、家から一歩でも出てみませんか？」という軽いお誘いのようにできたら理想です。

そうすればなんとなく、同行をお願いされているように思い、本人も悪い気がしません。これが、「私が付き合ってあげると言っているのに、気が進まないなんて！」になると、別に頼んでいないし、と意固地になってしまうでしょう。

一緒に運動して、同じ時間を過ごせば会話も弾みやすいでしょうし、前項でも話したように、コミュニケーションが活発になればモチベーションアップにもなります。散歩以外のことにも、体を動かすことに意欲的になってくれるかもしれません。

食事もそうですが、できるだけ「あなたは透析患者なんだから、運動しないとだめ」などと、ほかの家族と一線をひかないことです。本人が透析患者であることにひけめを感じたり、疎外感を持ってしまうと、日々の生活がつらくなり、治療にも前向きになれなくなってしまいます。

家族からの誉め言葉が運動を続ける一番のモチベーションになる

人はわかりやすい効果を期待します。運動した翌日にもし、見違えるように体つきが変わっていたり、体調が良くなったりすれば、皆喜んで運動するのかもしれませんが、現実にはなかなかそうはいきません。

「いや、続けることに意味があるんだ。半年後、1年後には変わっているはず」と言われても、具体的にどうなるかイメージできないと、続けるモチベーションにはなりにくいものです。

さらに、医療側からすると、血液データ等が悪くなっていない、すなわち現状維持でも好ましいことであり運動の効果があると見なしますが、本人にしてみれば、変化がなければ「なんだ、運動したかいなどないではないか」と思ってしまうのも無理はありません。

今まで述べたとおり、運動は将来のフレイルや、それが要因となりうる肺炎などの致命的な病気の発症を予防するのに重要であることは確かですが、それを口で言うだけでは、自分のこととしてとらえにくく、説得力に欠けるのは否めないと思います。

それではどうしたらよいか。私は、もっと短い期間で得られる「ごほうび」があればいいなと考えます。

つまり、小さいことで良いので、運動したらこんないいことがあった、といった喜びを、できるだけ早く感じられるようにする、ということです。

本人の体の変化を待っているのは得策ではありません。それは先述のとおり、半年後、1年後、数年後……といったある程度長い期間を経て表われるものだからです。そうではなく、本人以外の変化に着目してはいかがでしょうか。例えば、庭の手入れをして見違えるようにすっきりする、とか、家の中の掃除をしてさっぱりする、整理整頓をして広くなる……などです。

家事も立派な全身運動になります。もともときれい好きであれば、その気になってもらえる確率が高いでしょう。自分が動いた結果が目に見えて、しかも気分が良い。その気持ち良さが「ごほうび」です。

さらに家族からの感謝の言葉。「きれいになってうれしい、ありがとう」「あなたのおかげで家の中が広々した」など、喜ばれればまたやろう、という気持ちになるものです。そんなことくらいで励みになるものだろうか、と半信半疑の人もいるかもしれません。

でも人は、感謝されることやねぎらってもらえること、いたわってもらえることに対し、お金では換算できない価値を見いだす生きものです。

もっと大きなくくりでいえば、「自分のことを見てもらっていること、自分を認めてもらえること」に、とても大きな喜びを感じます。ありがとうなんて照れくさくて言えない、と思わず、ぜひ一言、声を掛けてあげてください。

出不精です。家の中でできる運動があれば……

運動、と聞くとウォーキング（散歩）やジョギングを真っ先に思い浮かべる人が多いようですが、前項でも述べたように、運動＝家の外へ出てすること、とは決して限りません。確かに、ウォーキングやジョギングは足腰の強化につながり、フレイル予防に効果的ですし、ほかの、道具を必要とするスポーツに比べれば費用もかからないので（靴は適したものを選ぶほうがいいと思いますが）、膝など足腰になんらかのトラブルを抱えている人でなければ、医師も勧めやすい運動の一つではあります。

でも、それらに気乗りがしなければ、家の中でもできる運動はいくつもあります。

前項で挙げた「家事」は、掃除にしろ、洗濯にしろ、運動と思わせずに全身運動ができるので特にお勧めです。

できるだけ手足を大きく動かすのが、家事で運動量を増やすコツです。背伸びをしたり、かがんだり、雑巾掛けのときに力を入れたり、と、ただなんとなく動くのではなく、体のどこがどう動いているのかを、意識しながら行えば、自然に動作も大きくなり、運動効果が上がります。

今さら家のことなんて、と拒否反応を示したり、やり方がわからないから……と及び腰になったりすることもあるかもしれませんが、前項で話したように、やってくれたら感謝の気持ちを、また、頼りにしていることを言葉で表わすようにすると、それが本人への「ごほうび」となり、またやろうという気持ちになりますし、続けられればそれがやがて自分の「役割」になり、感謝の言葉があろうがなかろうが進んで動くようになるものと思われます。

当院の患者さんのなかに、犬を飼っていた人がいました。70代の女性で、杖は使っていませんでしたが足腰が弱く、あまり長時間歩けない人でしたが、犬の散歩のために毎日、近所を歩いていました。

自分のことにはそれほど構わない人でも、世話をしなければならない対象ができると、情も移りますし、あれもこれもと動くようになる、そういう人は意外と多いように思います。

世話をすることがやりがいにつながれば、体を動かすモチベーションが上がり、生活にも張り合いが出て一石二鳥です。

最初のうちはたった10分でもいい

透析患者さんと一口にいっても、健康状態はさまざまです。働きながら透析を受けている人もいれば、透析施設の往復も送迎バスや車を使い、家ではほとんど寝ているという方もいます。

家族が迷いやすいのは、全身状態は決して悪いわけではなく、適度な運動をしたほうがいいと医師が判断しているにもかかわらず、本人がだるさを訴えるなどで、寝ている時間が長い、そんなケースです。

具合が悪そうな人に、運動したらとは言いにくいですし、寝こんでいればなおさらです。でも医師からは、運動してはいけない健康状態ではないので体を動かすように、と言われている……どうしたら⁉　と、家族は本人と医師の間で、板挟みになってしまいます。

私の考えでは、こうした患者さんの状態はすでに「フレイル」に近くなっていると思われます。筋力が弱っているので、疲れやだるさ、おっくうな感じが取れないのです。

この場合、急にウォーキングやジョギング、あるいは体操といった全身運動はあまりにも、本人にとって敷居が高いですし、安全面からも勧められません。つまずいたり、転んだりするリスクが大きいからです。

転倒して足を骨折したら、それこそ寝たきりになってしまいかねません。

実は、じっとしていても、その姿勢を保持するために筋力が必要とされます。例えば背すじを伸ばして椅子に座っているとして、時間が経つとだんだん、前かがみになったり、体を左右に揺らしてみたりするのは、体の中の、特に体幹部（背中やお腹などの胴の部位）の筋肉の緊張が続き疲労するからです。

見方を変えれば、だるくて寝ていることが多い、という健康状態の人であれば、まずは起き上がり、ある程度の時間座って過ごすことも体幹部の筋力をつける運動になり得る、というわけです。

最初のうちは、10分、20分といった短い時間から、だんだん延ばしていければ良いと思います。また、庭をながめる、テレビを観るなどの、受動的な過ごし方よりは、できれば何か手仕事をしたり、字を書いたり、本を読んだりと自らが動く能動的なことをするほうが、運動量が増えますし、脳の活性化にもプラスになります。

一日中座ってテレビ三昧。どうしたらいい？

体がだるくて寝てばかりの人が、起き上がり座って何かができるようになったら、次は「立って何かができるようになること」を目指したいものです。

まずは、身だしなみでしょうか。もし、うがいをする、歯を磨く、顔を洗うなど、それまで家族の介助のもと座ったままでしていたとしたら、立って自分でぜんぶやってみると、気分もすっきりするものです。

ただ、その人の健康状態や筋力によっては、家族がそばで見守っていて、ふらついたりしたらすぐ手を貸せるようにしておくほうが安全でしょう。

次に、テーブルの上を拭く、でも、手が届く範囲ではたきをかける、など、何か家の役に立つことにつながるようなことができたら、自分が役に立っている実感が得られやすく、習慣化しやすいのではないか思います。こちらも、転倒が心配な状態であれば家族がそばにいると安全です。

また、ものの破損などによるケガにも注意したいものです。例えば、家事が良いとはいっても、食器の片付けなどは、割れ物でないもののみにするなど、配慮が必要なケースもあるでしょう。

立ったまま何か作業ができるようになったら、次は家の中を歩けるように、それができたら外へ出られるように、と、少しずつ行動範囲を広げることができれば、と思います。地道ではありますが、それがフレイルを防ぐ着実な方法だと考えます。

一方、寝たきりにこそならないけれど、座ったままぼーっとテレビばかりながめている、ほかになにもしない、といった人もいます。

その人の生活は、家族が世話を焼かなければ、自分の手の届く範囲に限られてしまいます。座卓の上にお茶も食べ物もテレビなどのリモコンも電話も、必要なものをすべてそこに置いたままになっていないでしょうか。

家族と同居している人であればなおさら、自分の手の届かないところにあるものは、家族が取ってきてくれるから、と、座りっぱなしの生活がすっかり定着してしまいやすいのではないでしょうか。

こうした人の場合、たまに立って何かしようとしたときに、立ちくらみやふらつきがあったりすると「危ないから座っておこう」と自分でセーブしてしまう傾向があります。

もちろん、転倒は避けなければなりませんが、少しずつでも筋力をつけるには、怖がってやらないのではなく、安全を確保したうえで積極的に立ったり、歩いたりする必要があります。

足腰は使わなければ、どんどん弱ってしまいます。高齢になると、弱った筋力をつけるのは時間がかかってしまいますので、できるだけ、弱らないうちに対策を立てることが勧められます。

運動はもともと好きでつい無理をしてしまうケース

こちらはこれまでとは真逆といってもいいパターンです。

若いころから体を動かすことは好きで、何かしらスポーツもやっていて……という人は、運動習慣がすでについていますから、家族はなにも悩むことはない、と思われがちです。しかし、運動好きには運動好きなりの問題が実はあります。

それは、頑張り過ぎてしまうことです。〝手加減〟がうまくできないということです。以前はどんなにスポーツ好きだったとしても、60代、70代になればそのころとは体力、筋力とも違います。もちろん、同年代と比べれば強靭なほうかもしれませんが、本人は「昔の自分」と比べたがるもの。また、スポーツ好きな人はおうおうにして、体を動かしたり鍛えたりすることにストイック、言い換えれば高い目標を掲げたがるものですので、そこでつい、無理をしてしまいやすいのです。

また、スポーツをしていた人の中には、例えば膝や肘のケガをしたことがあるなど、〝古傷〟を抱えている人も多くいます。それが歳を重ねてから、関節の変形など運動器に悪影響が及ぶ場合もあります。

そうなると、張り切って運動したら痛みが出て、以降思うように動けなくなってしまった、などということにもなりかねません。運動好きにとってはつらい状況となります。

透析治療を受けていれば心臓等の循環器の状態も気にしなければなりませんから、どんなに運動が体に良いとはいっても、やり過ぎは考えものということになります。

このような人の場合は、「無理のない範囲での運動」が望ましいのですが、その「無理のない範囲」は人によりさまざまです。主治医とよく話し合って決めるのが無難でしょう。

ウォーキングやジョギングができる健康状態であればそれをすることはもちろんかまわないのですが、家の中であっても十分に運動量が確保できるトレーニングは、工夫次第で可能です。

例えば、家の階段を2、3段使っての階段上り下りや、スクワット、椅子の立ち座り運動　などです。いずれも、万一のふらつきや転倒防止に、手すりが近くにあり何かあったらすぐつかまれたり、手すりを持ちながら行えたりすると、より安心です。

こんなときは運動を控えるほうがよい、という判断基準

今行っている運動で無理をしていないか、自分の今の筋力を越えたきつい運動になっていないかを計る目安の一つに「膝の痛み」があります。

膝は誰でも、加齢とともに関節の軟骨が薄くなり、動きにくくなったり痛みが出やすくなったりしてきます。膝関節を支える筋肉、例えば太ももの筋肉やふくらはぎの筋肉がしっかりついていれば、関節の変形や痛みを防ぐのに役立ちますが、章のはじめのほうでも話したとおり、60歳を過ぎたころから食が細くなり、筋肉が落ちてきたりすることで、関節を支える力も、若いころよりは低下してしまいます。

さらに、膝の痛みや変形は、若いころスポーツでケガをしたことがある人に、そのリスクが高くなることが知られています。例えばじん帯断裂や、半月板損傷などです。

もう一つ、肥満も膝に間違いなく負担がかかります。もともと運動が好きな人ならあまりでっぷりと太っている人は少ないかもしれませんが、なんらかの要因で急に体重が増えた、という人の場合は膝へのダメージが心配です。

膝が痛いと、立ったり座ったり、歩いたりがとても苦痛になってしまいます。また、痛いのを無理して運動したりすると、変形が進んでしまう恐れがありますし、例えば右膝が痛いとすると、無意識のうちに左脚が動作時にかばっているので、そのうち左膝も痛くなってしまったということは珍しくありません。

膝が痛いと歩き方も不自然になりますので、腰や肩に負担がかかり、そちらのほうまで痛みだすということもあります。

短期間であれば、サポーターをすると楽になることが多いのですが、だからといって長期間、したままにしているとその部分の筋肉がつかず、やせてしまい逆効果です。

いずれにしても膝が痛くなると、動作や姿勢すべてに悪影響が及びかねないので、運動するときには膝が痛くならない程度に、を心掛けるようにしましょう。もし、膝が痛くなってしまったり、O脚気味になるなど、変形が疑われるようになったりしたら、我慢せず整形外科を受診しましょう。

膝が痛いとき、または膝の痛みを防ぐ運動は

膝が痛いのは、関節が加齢などにより変形し、炎症を起こしているからです。

通常、関節には軟骨というクッションの役割を果たす組織があり、歩いたときなどに地面から受ける衝撃をやわらげ、膝の曲げ伸ばしもスムーズにいくようサポートしています。しかし、加齢をはじめ、肥満や過去の外傷、体質などさまざまな要因で、この部分が変形し軟骨が薄くなると、膝に強い衝撃がかかり、痛みが強まるとともに、変形を

さらに進めてしまいます。

ところが一方で、痛いからといって動かさなくなると、関節の動く範囲（可動域）が狭くなり、拘縮といって固まったまま動かなくなってしまうこともあります。

したがって、膝が痛いときは「痛くならないように動かす」のが肝要になりますが、このさじ加減が難しいところです。

膝への負担をできるだけ少なくして、運動はしっかりする、となると、お勧めなのはプールでの「水中歩行」です。浮力があるため地面を歩くよりはずっと、膝への衝撃が少なくてすみます。

ゆっくり、1歩ずつ、膝を高く上げ、やや大股を意識して歩くといい運動になります。水深は胸より下くらい、歩きながらあごが上がってしまわない程度の深さが良いでしょう。

前から水の抵抗を受けますので、お腹まわりをはじめ体幹部（胴）を鍛えることにもつながります。ただ、抵抗が大きいと後ろに反り返り気味になり、腰を痛める恐れがあるので注意しましょう。

膝が痛い人には肥満の人も多いので、水中歩行は減量にも効果的です。

近くにプールがないなど、行くのはなかなか大変、という人には、家で行える簡単な体操もお勧めです。

床にあおむけになり、片方の脚は軽く曲げ、もう片方をまっすぐ伸ばしたまま、10㎝程度床から浮かせる、という体操です。浮かせたら呼吸を止めずに数秒キープし、ばたんと落とすのではなく静かに下ろすことが筋力をつけるポイントです。横向きになり、上になった脚を床から離すようにして上げるパターンもあります。

長年、膝の痛みがあり、関節の動く範囲がすでに狭くなっている、つまり思い切り曲げたり伸ばしたりができない場合は、お風呂に入ったときに、湯船で膝の曲げ伸ばし運動をゆっくりするのもお勧めです。温まることで痛みがやわらぎ、関節の動きも良くなるからです。

お風呂でのストレッチは、膝に痛みがない人にももちろんお勧めです。

なお、マッサージも脚や膝の血行を良くするという点ではいいのですが、運動をしたことにはなりません。あくまでも自分で筋肉を動かすこと＝運動であるといえます。

〈コラム〉

透析治療と漢方は相性が良い

透析患者さんにはさまざまな合併症があり、それが患者さんのＱＯＬ（生活の質）を少なからず損ねている現状があります。

その対策として、実は漢方薬が効果的であることが多く、当院でもよく処方しています。漢方薬も薬ですので、当然、副作用には配慮しなければなりませんが、症状によっては西洋薬よりも使いやすいものが少なくありません。

特に、食欲減退や体力低下といった心身の機能が落ちている場合、それを補う目的で漢方が適していることがあります。そういった役割を持つ漢方薬を総称して「補剤」といいますが、これは西洋薬にはない概念です。つまり、病名はつかないけれど調子が悪い、という、透析患者さんに多い訴えに対して、補剤はよくマッチするのです。

例えば、フレイルが懸念される人に対する、食欲増進や体力回復には補中益気湯という補剤が特にお勧めです。

透析患者に多く起こる「かゆみ」にも有効な漢方薬があります。西洋薬にもかゆみ改善のものがあるのですが、薬価が高いので、当院ではまず漢方で様子を見ることにしています。

今ある漢方薬の処方は４０００年もの歴史を経て、本当に良いものだけが残っているので、もっと評価されていいと考えています。

第四章

医療機関への不満は我慢しない！
透析のストレスを最小限にする病院選び

【あらすじ】

江川先生の答えから、運動嫌いの父親にどうしたら体を動かしてもらえそうか、いくつも良いヒントを得た栄子さん。

（そういえば、父さんの主治医はこんなふうに、親身になって相談にのってくれているのだろうか）先生の話に耳を傾けながらふとそんな疑問を抱きました。

栄子さんは一度だけ、父親が透析を始めるときに病院へ行ったことがあります。地域でも有名な総合病院で、透析室は建物の広々したワンフロアをすべて使っており、ベッド数はざっと１００。看護師さんをはじめ病院スタッフも大勢いましたが、それでも足りないのか、皆ばたばたと忙しく動き回っていたのが記憶に残っています。

（そういえば、声を掛けようにも掛けにくい雰囲気だったなあ）

主治医は40～50代の中堅と見られる男性内科医で、栄子さんと父親に治療について手短に説明してくれたものの、パソコンのカルテのほうばかり見ていて、どんな医師だったかあまり覚えていません。

それ以降、父親はしばしば「今日は穿刺を失敗されて参った」とか「騒々しくて疲れる」「看護婦さんが話を聞いてくれない」など不満をもらすのが少し気になっていました。

しかしもっと話を聞こうとすると「言っても仕方ないから」とか「透析しないと死んでしまうから、今のところにお世話になるしかない」などと、口をつぐんでしまいます。栄子さんも「大勢の人が一度に受けているのだから、多少のことは我慢しないといけないのかな」と、それ以上問い詰めたりはしていませんが、もしかしたら不満がつのっているのかも、と心配になることがあります。

そういえば、透析に行っていやなことがあったと思われる日は、なんだか元気がなかったり、逆にイライラしていたりして、食事制限が守れなかったり、自室に閉じこもってしまったりしていることも。

とはいえ栄子さんも実は、透析施設でどのようなことが行われているのかよくわかっておらず、父親の話を聞いたとしても親身になって考えることが難しいのかもと思っていました。

そこで、講演会後にいろいろと教えてくださった江川先生のクリニックを、父親とともに訪ね、今透析を受けている病院についての不満や疑問などを聞いてもらい、どのようにすればいいのか相談することにしました。

初めて訪れた江川先生のクリニックは10床ほどで、今、父親が通っている施設に比べるとこぢんまりしていますが、なんとなくほっとできるような、穏やかな雰囲気で、スタッフさんが皆笑顔なのが栄子さんにも父親の繁夫さんにも好印象。しばらくして、江川先生が「ようこそ」と診察室から出てきました――。

穿刺の失敗を怒るのはわがまま?

透析患者さんにとって、穿刺時は非常に緊張するものです。穿刺には痛みを伴うため、失敗されると非常に苦痛で、ストレスになるからです。

しかし血管の太さや形、走っている位置は人それぞれで、医療側からすると穿刺しやすい血管、しにくい血管は確かに存在します。当院の患者さんのなかには、他院で透析を受けていたときたびたび失敗された挙げ句、「あなたの血管は刺しづらいから」と言い訳されたという人もいます。

また、当然ながら、技士や看護師の経験値にも影響されます。「まだ日が浅くて」と、他院で何度も失敗された患者さんも知っています。

極端な話、どんなに失敗されても、透析を受けなければ命に関わりますから、患者さんとしてはなんとしても穿刺をしてもらわなければなりません。そのような心理を考えると患者さんは弱い立場であり、こうした医療側の言い訳に泣き寝入りしてしまう人も多いようです。

文句を言ったり、他の人に代えてと要求したりしても、どうもこちらの苦痛が伝わっていないどころか「あの患者は気難しい」などといった目で見られてしまう、そうなると気持ちのやり場がありません。

そんなことが続けば、こんな思いまでして透析を受けなければならないのか、もう生きているのもいやになった……と、生きる張り合いさえ失いかねません。

穿刺の失敗は、仕方のないことなのでしょうか？　自分の血管が刺しづらいからと我慢しなければならないのでしょうか？

そんなことはありません。

年一度くらいしかない健康診断での採血だって、失敗されたらいやでしょう。穿刺はその比にならないほど太い針で行われ、しかも週3回です。患者さんの受けるストレスは計りしれません。前述のような言い訳をするスタッフは、その心境がわかっていないと思われます。

医療機関によっては、穿刺の失敗を個人の問題と片付けず、きちんと報告させ、対策を話し合うなど、施設全体として「ミス０」に取り組んでいるところもあります。そういったところは、穿刺がいかに患者さんにとって不安が大きいかわかっていると見なしてよいでしょう。

医療者も人間ですから、予期せぬ失敗はないとはいえません。それをあまり感情的に怒鳴ったりするのは、苦痛を受けたとはいえ少し大人げないとは思います。しかし失敗を繰り返したり、言い訳をしたりするような医療者に、未熟さを指摘するのは決して悪いことではありません。

患者さんのなかには、自分の血管の質が良くないからうまくいかない、とスタッフに言われて落ち込み、自分が悪いのだからと我慢してしまっている人もいるようです。確かに血管の位置や蛇行の仕方などは一人ひとり皆違います。しかし穿刺の手技を十分に習得している医療スタッフであれば、そういった違いに左右されることなく行うことが可能です。

まして、失敗に対して言い訳をするようでは医療者として首をかしげざるを得ません。血管の苦痛は少ないほうが良いに決まっていますし、苦痛を減らす努力を医療機関はすべきなのです。

ほかのスタッフとしゃべりながら穿刺された！

穿刺の際、こちらは毎回「今日はうまくいくかな」と、どきどきしているのに、スタッフはどうもうわの空というか、ほかの人としゃべったり、ちらちらわき見をしたりして、穿刺に集中してくれない……。そんな不満を持っている患者さんもいるようです。

透析治療において、穿刺は必ず行うこと、すなわちルーチンです。技士や看護師にとっては「いつもの作業」かもしれませんが、患者さんにとっては失敗されると非常に苦痛を伴う「一大行事」です。

この認識のギャップが大きいほど、患者さんは「真剣にやってくれていないのでは？」と不信感をつのらせがちです。

穿刺だけではなく、透析治療が終始、流れ作業のように行われている施設もあると、他院から移ってこられた患者さんから聞いたことがあります。

透析は機器の性能が向上し、あらかじめドライウエイトなどいくつかの数値を入力すれば、透析の多くの工程を装置が自動的に行えるようになってきました。患者さん側からすれば、透析開始時刻になったらベッドに寝て穿刺、装置が作動し数時間じっとしていて、終了したら管を外して終わり、となります。穿刺がうまくいけば寝ている間に終わる、という感覚でいる患者さんも多いでしょう。

しかし、それはあくまで体調に問題のない患者さんであれば、の話です。

実際には、患者さんの状態は人によっても、日によっても違い、それが透析にも影響します。血圧が急に下がることもありますし、悪心やしびれ、痛みを感じることもあります。本来ならば、それへの対処も含めた〝治療〟であるべきなのですが、どこまで行うかの統一されたルールなどはなく、医療機関の裁量に委ねられています。したがって、施設により差があるのが実状です。

その差は、どれだけ患者さん個々人のことを配慮しているかの差ともいえるでしょう。

そこで本題に戻りますが、ほかのスタッフとおしゃべりしながら穿刺をする技士や看護師が、患者さん個々人のことを配慮しているように見えるか、と聞かれれば、答えは当然ながらＮＯです。

穿刺に対し、ほとんどの患者さんは毎回緊張しており、恐怖すら覚える人もいます。

その気持ちを受け止めようとしていれば、穿刺は慎重にしなければならないこと、と認識し、おしゃべりしながらするなんてことは決してないはずです。

たとえ、穿刺自体は失敗せずすんだとしても、ぞんざいな態度でされては患者さんも気分が良くありません。こんなことではいつか失敗されるんじゃないか、と不信感がぬぐえないからです。

この場合「もっと穿刺に集中してほしい」と要望を出すのは患者さんのわがままなのでしょうか？　私はそうは思いません。失敗していないんだからいいじゃない、うるさい患者だ、とクレーマー扱いするような医療機関とは、長い付き合いは難しいと考えます。

透析中の不快感は、我慢するしかない？

透析中に足がつったり、気分が悪くなったりした経験は、誰にでも一度はあるのではないでしょうか。

透析を受けると、機械による水分や老廃物の除去に体が追いつかないことで、さまざまな合併症が起こります。

ヒトにはもともとホメオスタシスと呼ばれる、体内の血流や血圧、呼吸、消化などの、生命維持に必要な機能を調節し、体に無理が生じないようにする仕組みが備わっています。

例えば血圧一つにしても、高くなり過ぎては心臓に負担がかかりますし、かといって低くなったら血液の巡りが悪くなりますので体が酸素不足、栄養不足になってしまいます。そうならないよう、ヒトが健やかにいられるちょうど良いレベルにいつも合わせようとする機能がホメオスタシスです。

しかし透析では、本来生体が担う排泄や解毒の働きを機械で代替するため、ホメオスタシスもうまく機能しにくいのです。

例えば毒素の除去でいえば、透析では体の毒素が先に抜けやすいが脳の毒素は抜けにくい傾向があり、脳と体で不均衡が起こるために頭痛や吐き気をもよおしやすい、と考えられています。これを不均衡症候群といいます。

このほか、血圧の低下、足のけいれん、不整脈などがおもな合併症として知られています。

合併症の出方は人それぞれで、透析開始後すぐに出やすい人もいれば透析が終わったあとに出てぐったりしてしまう人もいます。また、まったく出ない、ほとんど出ない人もいます。透析前の水分制限や栄養管理の状況にも左右されるので、いつも同じように出るとも限りません。

このように不確かさが多い症状だからでしょうか。患者さんが透析中に不快感を訴えても、親身になってもらえないという声が少なからず聞かれます。

確かに、血圧低下や不整脈は、症状の程度によっては心機能の低下が心配されますが、合併症の多くは一時的なものです。そのため、もうちょっと様子を見て、我慢できなくなったら呼んでください、と言われ、すぐ手をほどこしてもらえないところが多いようなのです。

そう言われてしまうと患者さんはそれ以上、声を上げることができなくなってしまいます。命に関わりそうな重篤な場合だけしか対応してもらえない、となると、そうそうそのような事態には陥りませんから、結局いつも我慢せざるを得ないということになってしまいがちです。

また、看護師に訴えようにも、皆とても忙しそうにしていて、声を掛けるのがためらわれるケースもあるようです。周りを見ても、皆黙って透析を受けていて、看護師を呼び止める人がいなかったので、自分も我慢しなければならないと思いこんでいた、という人もいます。

忙しいのには同情する点もありますし、実際、医療機関はどこもスタッフ数に余裕はありませんから、そのような状況があることは理解できます。

しかし、常識的に考えれば、患者さんの訴えに耳を傾けることもできないほど忙しいというのは本末転倒ではないでしょうか。本来、治療に来ている患者さんの苦痛を取り除くのが、医療機関では最も優先されるべきだからと思うからです。

これは一般の病院、クリニックの外来を想像していただければ、当たり前のことだと誰もが気づくはずです。患者さんは苦痛があるから受診してくるのであり、医療機関はその訴えを聞き、診察して、適切な治療をするところであるのは言うまでもありません。

それではなぜ、透析施設ではその常識が通用しないのでしょうか?

こう考えていくと、前項でも書きましたが、透析治療は決まったことを流れ作業のようにやっておけばいい、という空気が漂っている施設が珍しくないのでは……? といった疑問が湧き起こってきます。

そうした施設では、一人ひとりの患者さんに向き合い、苦痛があれば取り除く処置を行うことが、その〝流れ作業〟のマニュアルには入っていないのでしょう。

透析は原則週3日通い、数時間滞在します。その時間がいつも苦行になってしまったら、誰でも「透析に行きたくない」と思ってしまうでしょう。生きる気力すらそがれることになりかねません。

私は、透析時間をできるだけ穏やかに過ごしていただきたいと考えていますし、そのためには少なくとも、なんらかの処置が可能な苦痛に関しては対応すべきと考えます。不快感を我慢しなければならないということはありません。声を上げていいのです。

医師や看護師から教わる生活上の注意点をどう考えるか

先に挙げた穿刺の失敗や、透析中の不快な症状を我慢せざるを得ない状況は、患者さん本人の話を聞く限り、透析施設側に問題があると推測される事例といえます。ただ現実的に、本人が直接、治療を受けている施設に申し出るのはなかなか難しい場合もあると思います。

もちろん、本人と施設の間で解決できればよいのですが、本人としては週何度も通う場所だけに声を上げづらいことも多々あるでしょう。

そのようなとき、家族の方にはできれば「見張り役」となってもらえたらと考えます。本当のところはどうか状況確認をしたり、本人の代弁者となって施設に相談できれば、本人に過剰なストレスをかけず、改善への道が拓けることが期待できます。

一方、本人が不満を口に出す背景に、自身の節制不足が垣間見える場合は、先に透析施設へ改善を求めていくのは賢いやり方とはいえないと思います。

例えば次のような、「医師や看護師から口うるさく注意される」場合です。

「水の飲み過ぎだ、量を守れ、リンも多いのではないか、工夫して減らして、など透析している最中にあれもこれも言われる。いちいちうるさいんだよ」

こんな愚痴を家族が聞かされたとします。確かにいい大人が、あれもだめ、これもだめと言われるのは面白くないでしょう。水分を摂り過ぎてはいけないことくらい皆わかっていますから、それをかんでふくめるように言われても、反発を覚えるばかり、となりがちです。

しかしこの場合、だからといって施設の対応が悪い、と言い切ってしまってよいものでしょうか。

スタッフも、なにも根拠がなく口出ししているわけではありません。実際に体重が増えているなどで、十分な透析効果が得られていないからこその忠告ではないかと思うのです。

ここで、本人の家での生活を家族が見ている限り「いや、家ではきちんと気をつけていて、体重管理もできている」と判断できるなら、施設に申し出て、対応の仕方を確認する意義はあるでしょう。「家では努力をしているのにもかかわらず、病院であたかも不摂生しているかのように言われ本人が傷ついている」といったようにです。

しかしこのようなケースではほとんどの場合、実は本人の管理が甘いにもかかわらず、本人はそこにはあまり触れたがらず、医療機関の対応が気に食わないことばかり文句を言っていることも多いのです。

そうなると、医療機関に改善を求めるよりも、本人の生活習慣を省みてもらうことが先決だと考えます。同居している家族なら、水の飲み過ぎや塩分の摂り過ぎなど普段の生活でわかるでしょうから、施設の指導が厳しいと愚痴が出たらそれは「もうちょっと気をつければ、言われなくなるよ」と本人に改善を促すいい機会かもしれません。

ただそこで、「それ見たことか、病院はお見通しだ」とばかりに本人を責めてしまうと、本人は施設だけでなく家からもうるさく言われることになってしまい、逃げ場がなくなってしまいます。本人の不摂生に原因があったとしても、それはすでに本人は自覚をしていますから、正論を言われても響きません。やんわりと説得するのが肝要です。

その際、思い出していただきたいのが、第二章で述べた「選ばせる」やり方です。「あれはだめ、これはだめ」とか「ああしなさい、こうしなさい」では、ただでさえ制限が多く窮屈な透析生活がますます息苦しくなってしまいますので、どうしたらいいのか、自分はどうしたいのかを、自分の意志で選んでもらうことが大切です。

人間はとやかく言われるとうんざりしてしまうもの

忙しそうにしていて声を掛けられない、具合が悪くても対応してもらえない、患者さんがそんなふうに感じる施設がある一方で、スタッフが患者さんを元気づけよう、励まそうとたいへん熱心に関わってくる施設もあります。ただ、熱心だからいいかといえば、これも難しいところで、スタッフは良かれと思ってしていることが、必ずしも患者さんに響いていない場合もあります。

このケースでも、看護師さんからすればまったくの善意で励ましているつもりなのでしょうけれど、患者さんによってはプレッシャーになったり、言われるまでもなく頑張っているのに、こちらの苦労も知らず……と反発を覚えたりすることもあるようです。

確かに、頑張れというのは簡単ですが、患者さんは十分頑張って、食べたいものを我慢して、でも思ったように体重が減らないのかもしれません。そんなときにはもっと具体的に、何をどうすれば効率よく体重コントロールができるのか相談にのるべきでしょう。

ただし、前項と同じように、家族が見ていて明らかに患者さんの水分や栄養管理が不十分、つまりつい水を多く飲んでしまったり、塩分を摂り過ぎてしまったり、といったことがわかっているのなら、まずはやんわりと、本人をなだめつつも食生活を省みてもらうほうが先かなと思います。

人間、口うるさく言われると余計にやる気が失せてしまうものです。看護師さんの叱咤激励が本人の神経を逆なでしていることは認め、でも自分のことを思って言ってくれているのだから、摂り過ぎてしまっている分は見直さない？　と持ち掛けてみるのが得策でしょう。

いつも一緒になる患者のなかにいやな人物がいる場合は？

透析では週3回なら原則月、水、金または火、木、土のいずれかのクールでスケジュールが組まれますので、同じクールの人とはいつも顔を合わせることになります。ベッドに寝ているとはいえ、数時間同じ部屋にいるわけですから、それぞれの人の声やふるまいなどから人となりがなんとなくでもわかってきます。

特に、いつも何かに対して怒っているとか、スタッフにクレームをつけているとか、不必要に大きな物音を立てるとか、そういった目立つ言動の人は周囲から疎まれがちです。静かに寝ていたい人もいるし、起きているにしても怒鳴り声が聞こえてきたりしたら気が気でなく、ストレスになってしまうのは明らかでしょう。

本来であれば、周囲にとって迷惑と受け取れる患者さんに、態度を改めるよう医療機関から言ってもらうのが本筋ですし、可能であればもちろんそれがベストなのですが、その人が施設に不満を持っていてスタッフとの関係が悪くなっている場合、なかなか改善に向かわないのが実状です。

ただ、我慢しながら透析を受け続けるのもつらいでしょう。医療機関によっては、曜日や時間帯の変更が可能なところもありますので、一度相談する手はあると思います。

医療機関の中には、居心地の良い環境づくりに重点をおいていないところも見受けられます。透析がきちんとできさえすればよい、効率よくベッドが回転すれば良い、と考えれば環境面は二の次になってしまうのかもしれません。

また、詳しくは後述しますが、環境づくりとはいっても、例えばいいベッドを設置するとか、個室を作るなどの、設備面を充実させて「居心地の良い環境」をうたうところもあります。これも確かにメリットと感じる患者さんはいるでしょう。しかし本当の意味の良い環境とは、患者さんが安心して透析を受けられる場、だと私は考えます。

長時間滞在する場所ですから、自宅と同じ、とまではいかなくても、リラックスして過ごせる場になることを追求するのは、決して高望みではありません。そういう意味では、患者さんで迷惑な人がいるというほかにも、スタッフがばたばたしていて足音がうるさい、とか、不必要に大きな声でしゃべる、など、医療機関側の態度で気になることに対しても、もっと声を上げていいと思っています。

遠くの大病院と近所の小さなクリニック、どちらがいい？

透析は生きている限り必要な治療ですから、施設もできるだけ長く通い続ける前提で選ぶのが普通ですし、それゆえ、慎重になるのが当然でしょう。

透析することが決まると、主治医から近隣の施設リストを渡され、これを参考に選んでください、と言われることが多いようです。

家から近いところがいいのかな、いや、ここは近いけれど小さなクリニックなのでなんとなく不安、ちょっと足を伸ばしても大きな病院がいいのかな。あっ、この病院は駅で看板を見掛けたことがある。有名なのかな。どうしよう……。初めての透析では、本人も家族もまず透析とは何か、どんなことをするのか、もまだよくわかっていないことが多いので、これからいろいろ勉強しなければならず、ましてやどんな施設がいいのかまで頭がなかなか回らないのも無理はありません。

イメージ的に、大きな施設ならなんとなく安心な気がします。それだけ患者さんがたくさん来るということだから、信頼が厚いのでは、と好意的にとらえる人が多いのではないでしょうか。

もちろん規模が大きければ医師やスタッフの数も多いでしょうし、機械や薬を扱う業者の出入りも頻繁であると考えられ、ゆえに透析の設備も新しいものが入っているなど、充実しているかもしれません。

また、患者数が多ければいろいろな症例がありますから、患者さんにとって何か予期せぬことが起こっても、対応してもらいやすいように思えます。

しかしこれらはあくまで一般論として、規模が大きければ可能であろうと想像がつく程度のことに過ぎず、必ずそうであるとは言い切れません。当院の患者さんにも、以前、大病院で透析治療を受けていたものの、スタッフとの間に会話がなく、ベルトコンベアのようにただ透析をして終わり、の繰り返しで、体調の相談もできず不安がつのるばかりだった、とおっしゃる人もいました。

当院はベッド数10の小さなクリニックですが、私が常に部屋を見渡せる場所におり、何かあればすぐ対応できるようにしています。規模の大小は患者さんにとって、施設を選ぶ基準としてそれほど優先順位が高いとは思えない、というのが私の考えです。

家から近いかどうか、は、週3回通うわけですから大いに気になるところでしょう。しかしそれも、施設で数時間過ごすことを考えれば、通う時間の長短よりも、施設で過ごす時間がいかに心地よいか、を、より重視するほうが結局、悔いのない施設選びにつながるように思います。

心地よさを優先するため、個室を選ぶべきか？

本章ではこれまで、透析治療中は心地よい環境であることが望ましいと再三述べてきました。「それなら、周囲の目が気にならない完全個室がいいのでは？」と思った方もいるかもしれません。

大部屋と比べ、近くの人がうるさいなどといった対人ストレスもないし、プライバシーも守られる……そう考えると、個室は確かに魅力ではあります。たいてい、部屋代は別途加算されますが、それがクリアできるなら個室のほうがいいなと考える人は多いのではないでしょうか。

個室は昨今、おもに働き盛り世代で透析を必要とする患者さんに好まれる傾向にあります。透析時間中も仕事をしていたいというニーズに応え、パソコンやインターネットを使って、透析を受けながらでも外部とやりとりしながら仕事ができるビジネスユース向けの環境を提供しているクリニックも、都市部を中心に増えているようです。

しかし、患者さんの状況によっては、必ずしも個室は良いことずくめともいえない、と私は考えます。

第三章の運動編で、コミュニケーションが活発なほど体の活動性も高まりやすいという話をしました。ビジネスパーソンのように、普段仕事で体も頭もよく動かしている人なら問題ないのですが、高齢で、家にいても一人でじっとしている時間が長く、家族との会話もあまりないような人の場合は、透析まで個室で、となるとずっと一人きりになってしまうことになるので、活動性がますます低下してしまう恐れがあるからです。

人は、五感から情報を得るとともに、脳に刺激を与えます。大部屋ではうるさい人がいる、いろいろなものが視界に入って落ちつけない、などの不満も起こりがちですが、一方で、そうした音や光、匂いなどはときに、脳の活性化を促す情報源にもなり得るのです。

また、個室でも、看護師などのスタッフが頻繁に様子を見に来たり、何かあればすぐ来て対応をしてくれたりする体制をとっている施設ならよいですが、もし透析開始後、たまの血圧チェック以外は「寝ていてください」とばかりに放っておかれるとしたら、果たして活動性の低下した高齢の方にとって良いかというと、私は疑問を感じます。ずっと一人ぼっち、というのも、実はそんなにリラックスできないものなのです。

大部屋と一口でいっても、施設により数十のベッドがずらりと並ぶところもあれば、10～20程度のベッド数のところもあります。隣のベッドとの距離や天井の高さなどもリラックス度に影響するでしょう。単に大部屋か、個室か、ではなく、実際に施設の様子を見て決めるほうが、納得のいく選択ができると思います。

お弁当や、無料インターネット等、サービスの良い施設はお得？

個室のこともそうなのですが、昨今はさまざまな付加価値をつけている施設が増えています。無料送迎バスや、お弁当の無償提供、Wi-Fi（無線ＬＡＮ）が完備されていて無料でインターネットが使える、ベッドではなくゆったりしたソファで透析が受けられるなど、趣向をこらした内容が目立ちます。

これらも確かに、患者さんが心地よく透析を受けられるように、と考えられたうえでのサービスでしょう。透析は長時間に及びますから、ただで食事がついてくるならうれしいし、スマホやパソコンが使えればたいくつしないいし、便利でもあります。

こうしたサービスを受けるのは悪いことではありません。上手に利用して透析時間を有意義に過ごせればいいと思いますし、そういう視点で施設を選ぶのは理にかなっています。前項でも挙げましたが、忙しいビジネスパーソンが透析を受けながら仕事をしたいと思ったときに、個室などプライバシーが保たれた環境や、無料でインターネットができるサービスは、その人にとって魅力的でしょう。

ただ、これらはあくまで付加価値に過ぎず、治療の本質ではありません。〝おまけ〟だけに気をとられると、最も大事なはずの透析治療の良し悪しについて判断が鈍り、いざ治療を受け始めてから不平、不満がつのる恐れがあります。

裏を返せば、透析がどのように行われているか、スタッフがどれだけ親身になって対応しているか、などはなかなか、パンフレットやネット等の文章だけでは伝わりにくく、「受けてみて初めてわかる」ようなところがあるのも否めません。お弁当や個室や無料ネットなど、目をひくサービスを前面に出すほうが患者さんにはわかりやすいので、手っ取り早く宣伝できる、ともいえます。

でもそこで、患者さんや家族にはぜひ「見る目」を持っていてほしいと考えます。繰り返しになりますが、こうしたサービスは決して悪いものではありません。でもまず、透析そのものが不安や不満なく受けられそうか、の判断基準を持って選ぶべきと考えます。

それにはやはり、スタッフの対応がきめ細かいか、体調に異変があったとき迅速に処置してくれるかなどに重きをおくほうがよいでしょう。

なんといっても自分の体のこと、命に関わる部分です。長い付き合いになるほど、スタッフとの間に信頼関係が作れそうかが、数々の無料サービスよりも大事になってくるのは明らかです。

「こんな施設は変えたほうがいい」判断ポイントは？

どの透析施設にもそれぞれ特徴があり、一長一短があると思います。まして患者さん側は透析そのもののこともよく知らない状態で施設を選ばなくてはならないことが多々ありますから、その施設を選んだ場合のメリットとデメリットを的確に把握することはかなり難しいのではないかと考えます。

例えば自宅からいちばん近いから、という理由だけで選んだとか、駅に大きな看板があったから決めた、という人もいるでしょう。施設の雰囲気をもっと知りたいと思っても時間の余裕がなかったという人もいるかもしれません。

そうした背景から、いざ透析を始めてみて、どうも思っていたのと違う……などと不満をつのらせてしまうケースも多いようです。

透析に限りませんが、自分が受ける医療に対して不安や不満があると、それは少なからず健康状態にも悪影響を及ぼします。そしてこれは私の考えですが、医療といえども治療費をいただいて患者さんにその対価を提供するという「契約」ですから、患者さんが満足すること、つまり不安や不満がない状態を目指すのは医療側として当然のことです。

それは、患者さんと施設スタッフとの人間関係を良好に保つためにも必要と考えます。患者さんの不満や不安は、一番身近で接する機会の多い、看護師さんや技士さんにぶつけられます。そこで解決するような問題であればいいのですが、個々のスタッフが気をつければいいレベルではない、施設全体のやり方や方針などに関わることだったりすると、患者さんは言っても解決してくれない、ということで不満が鬱積してしまい、やがてスタッフとの信頼関係にもひびが入ってしまいます。

週に何度も顔を合わせる人と気まずくなったら、そこに足を運びたくなくなるのは当然の心理です。しかし透析の場合は命に関わりますから、行かないわけにはいきません。患者さんは不満や不安を抱えたまま通院し、さらにストレスを増やして帰ってくる、の繰り返しになってしまいます。これでは健康に良いわけはありません。

しかしたとえ医師や院長といった、施設全体の運営に関わる立場の人に、患者さんの不満が届いたとしても、施設によっては「うちはマニュアルどおりやっているので問題ない」というスタンスを取っており、見て見ぬふりをしたり先送りしたりするところも、正直なところ散見されます。

週3回通う透析施設は、患者さんにとってもう一つの家、ホームグラウンドのような存在であるべきと考えます。

だからこそ、本来「マニュアルどおり」であることは決して良いことではないのです。もちろん医療として決められたことはきちんと行われるのは当然のことですが、それに加え、できるだけ患者さんの不満や不安をなくすことが行われなくてはならない、と考えます。

それには、その人の身になったやり取りをして信頼関係を築き、過ごしやすい場にする努力が、施設側に求められるのではないでしょうか。過ごしやすい、というのは、落ち着ける、うるさくない、といった環境面もそうですし、患者さんが「自分のことを見てくれている」と安心できるという面でもそうです。

裏を返せば、その努力が施設に見られないのなら、施設を変えることも検討していいのでは？　と思います。

繰り返しになりますが、患者さんの状態は一人ひとり違いますので、「その人の身になること」は絶対にマニュアル化できないことです。それを、マニュアルにはないから、といってないがしろにするとしたら、その施設は患者さんにとって満足のいく治療を提供することは永遠にかなわないでしょう。

患者さんインタビュー

穿刺の失敗の連続と、看護師の冷たい態度でうつ寸前に
家庭的で居心地の良い今のクリニックで、最期まで看取ってほしい

Sさん（70代　女性）

原疾患は不明だが高血圧の治療中に腎機能の低下が発覚し、70代前半で透析を導入。大病院に5カ月通院したのち、東村山ネフロクリニックへ転院。2年8カ月通院を続け現在に至る。

60代後半から血圧が高くなってきて、かかりつけ医で降圧剤をもらい、自分も塩分に気をつけながら様子を見ていたんです。でも69歳のときに受けた血液検査の結果が思わしくなく、大きな病院で診てもらったら透析が必要と言われて……それから5年間、食事管理を徹底的にやって腎臓をもたせたのですが、73歳で透析を導入することになりました。

シャントを造った病院で、近隣の透析施設を紹介するパンフレットが渡され、それを参考にして施設は自分で探してください、と言われました。私としてはこれから歳をとっていくと足腰が心配なので、自宅からいちばん近い施設に目が留まり、見学に行ってみたんです。

そこはできたばかりのとても立派な建物で、100床もあり、個室やソファ席もあって、パソコン作業をしながら透析を受けている人もいました。新設なのでもちろんきれいで明るくて。ここなら気持ち良く受けられそう、と、即決したのです。

透析開始後2カ月は取り立てて不満はありませんでした。私は怖がりで、透析は痛いものだと思いこんでいましたので、針や機械も直視できなかったのですが、私を担当くださっていた技士さんは穿刺がとても上手で、お人柄も良く親切にしていただいて。ぜんぜん痛みなく、透析中もこれといったトラブルなどなかったので「ああ、良かった」と胸をなで下ろしていたのです。

ところが2カ月後、その技士さんがなにも言わず突然お辞めになってしまって……とてもショックでした。それから何人もの技士さんが入れ代わり立ち代わり穿刺するようになったのですが、ぜんぜんうまくいかなかったのです。

毎回、毎回、やり直しの連続。私の左腕はみるみるうちに肘から上が腫れ上がってしまって……。1カ月も経たないうちに、洋服も着られないほどぱんぱんになってしまいました。

それ以上に傷ついたのが、失敗したときのある技士の言葉でした。

「あなたの血管が悪いから、針がうまく入らない」と言われたのです。それで私は「自分が悪いんだから、仕方ない」と思うようになってしまって。またあるときは、あまりに痛かったので文句を言ったところ「あなたのところでは私は初めての失敗ですよね」と逆に言い返され、唖然としたことも。

そのころいたスタッフは皆冷淡で、終わったあと「お疲れさま」の一言もなかったんです。だから本当に、機械の流れ作業みたいで。

医師は医師で、患者を診てくれないんです。巡回しても手元のパソコンしか見ていなくて。結局、私がその施設にいた5カ月の間一度も、私の腕を見ることはありませんでした。

しばらくして、血圧の薬を出してくれる以前からのかかりつけ医に腕を見せたところ「こんな腕にするのはおかしいから、ほかを当たりなさい」と言われました。でも、ほかといってもどこがいいのか見当がつかなくて……それで、長女がパソコンで地域の透析施設を検索してくれて、見つけたのが東村山ネフロクリニックだったのです。

そのころ私は、透析の苦痛のため精神的に追いこまれていて、施設に行こうにも玄関から1歩も足が出せなくなってしまったり、ぽろぽろと涙がこぼれたりして、うつ寸前でした。そこでまず、夫が一人で事情を話しにクリニックへ行きました。そうしたら、腕の状態を診たいとのことで、それで初めて夫に連れられ江川院長にお会いしたのです。江川院長は、私の腕をひとめ見るなり、「これはひどいですね。決して血管が悪いわけではないです」と言ってくださいました。それで救われた気持ちになり、こちらへの転院を決めたのです。

当時は午前中しか透析を行っておらず、時間的に通院が厳しかったのですが、それもクリニックが融通をきかせてくださり、午前の遅い時間に行って受けられるようにしてくださいました（著者注：現在は午後も透析を行っています）。そのときはもう本当に「助けていただいた」という気持ちで、言葉に言い表せないほどうれしかったです。

それから2年8カ月、一度も、まったく、苦しい思いをしたことがありません。

先生自らが穿刺してくださって、失敗などありませんし、透析中にかゆみが出たとか、足がつったときにも先生に言えばすぐ、漢方薬を出すなど、対処してくださいます。食欲がないとか、気持ちが悪くなったとか、透析中のことだけでなく家にいて気になったことも、通院時にお話しすれば薬を出したり点滴をしてくださったりするので、もうなんでも、甘えてしまっています。

前の施設では、「ここが痛いんです」と言っても「じゃどこどこへ行って」と、他院を紹介するだけ。言っても無駄だとわかりなにも言えなくなりました。「いやならほかの施設へどうぞ」という態度がありありで、患者として来ているのに肩身が狭く感じたのです。

その点、こちらのクリニックは家庭的で、明るくて、患者さんには皆優しく接してくださって、何かあればすぐ先生が来てくださるし、とても居心地がいいんです。

2つの施設を経験して、私はつくづく、この家庭的な「居心地の良さ」がどんなに大事か思い知らされました。施設がきれいでも、大きな病院だとしても、居心地がよいとは限らないし、1回さっと見学したくらいで、新しいところで大きいから大丈夫、なんて決めてしまってはなおさら、居心地の良さまで判断できるはずはありません。

私の経験上、初めて透析を受ける人は、どんな施設がいいかわからないと思うけれど、自分の目で透析中の様子まで見て確かめるほうがいいと思います。そして、実際受け始めてからも、技士さんや看護師さんの態度が冷たいとか、医師がきちんと診てくれないなどで、ちょっと……、と思ったら我慢しないで、早く次を探すほうがいいと思います。

今では私だけでなく、家族全員が東村山ネフロクリニックをかかりつけにして、お世話になっています。次女が急病で大きな病院に搬送されたときも、江川院長が次女のこれまでの受診状況を詳しくお手紙に書いてくださったおかげで、スムーズに対応していただけました。

江川院長には、「私を最期まで看取ってね」って言っています。そのくらい、信頼しています。

第五章

やりたいことは諦めなくていい！
透析をいかに前向きに受け入れ、
生きがいを見いだすか

【あらすじ】

江川先生の話と、クリニックの雰囲気にすっかり魅了された繁夫さんと栄子さん。話し合った末、転院してこちらで透析治療を受けることにしました。

晴れて主治医となった江川先生に、栄子さんは前々から聞いてみたいことがありました。それは「透析患者さんの生きがい」についてです。

というのも父親の繁夫さんは、食事制限のストレスがたまったり、体がつらくなったりすると「どうせもうすぐ死ぬんだから」などと口にすることがあり、とても心を痛めていたのです。

確かに、透析を受けなければ命に関わる今の状況は、本人にとってはがゆいものであり、弱音を吐きたくなる気持ちもわからなくはありません。でも家族としてはできるだけ元気に、日々をいきいきと過ごしてもらいたいのが一番の願いでもあります。

どんなふうに接したら、生きることのモチベーションを高められるのだろう……。江川先生に、一対一で相談にのってもらうことにしました。

だんだんふさぎこむ日が増えてきたら

人間は加齢に伴い、透析治療を受けている人でもそうでない人でも、筋力や体の各機能はだんだん低下していくのが普通です。脳も徐々に、自然な老化の一環として萎縮していきますので、物忘れや思考が鈍るといったいわゆる「頭が回らない」状態が目立ってきます。

それだけでなく、脳は感情もつかさどりますので、イライラ、クヨクヨしやすいなどの感情の不安定さも、高齢になるほど目立ってきやすくなります。もちろん個人差はありますので、すべての人が同じようにそうなるわけではありませんが、特に透析治療で日々の体調のふり幅が大きく、不調を引き起こしやすい人の場合は、感情もそれに振り回され、ネガティブに陥りやすいといえるでしょう。

これらの体の変化と思考や感情の変化があいまって、外へ出ていったり、人とコミュニケーションをとったりするのがおっくうになると、家でぼんやりと過ごしてしまう日が増えてきます。

体の変化は、ついこの間までなにも考えなくてもできていたことが、今日はちょっとしにくくなったとか、できなくなったとか、そういった何気ない日常生活での経験を通して、本人が敏感に感じ取っているものです。例えば階段を上る足取りが重くなった、とか、起きているのがきつくてすぐ横になりたくなる、などです。

もう一つ、外部環境の変化も本人の気持ちに影響します。今まで近所の友達としゃべるのが楽しみだったのに、その友達が亡くなってしまったというような場合です。高齢になるとだんだん、親しかった人との別れが増えてくるのは避けられず、それが孤独感を強めてしまうのです。

こうした、自身の加齢による体の衰え、感情の不安定さに、外部環境の変化が加わり、さらに病気による不調やストレスがあいまって、活動性が低下していくと考えられます。家族はそうした、高齢者全般に訪れる変化と、透析治療ゆえの体調不良による影響の、両方を理解しておく必要があると思います。

そして家族には、そのまま精神的にしぼんでいってしまわないよう、言葉がけや関わり合いで「気持ちを持ち上げて」あげる役割が期待されると考えます。

「歳ねえ」と近所の人に言われたら、落ち込んでしまった

人間は弱気になっていると、はたから見てなんでもないようなことで落ち込んだり、自分に自信が持てなくなってしまったりするものです。

透析患者さんの場合、特に足腰が弱くなると、それが顕著に出てしまうような印象があります。転んで骨折してしまった、といった大ケガでなくても、ちょっとよろけた、つまずいて手をついた、階段で足が上がらなくなった、そのようなささいといっていいようなことで「自分はもうだめかも」と自信を喪失させてしまいかねないのです。

つまり、本人は周囲よりもずっと深刻に受け止め、将来を悲観していると思っていていいでしょう。

そこで悪意はなくても、冗談めかしたり、からかうようなニュアンスで「どうしたのよ」と声を掛けようものなら、本人にとっては自分の落ち込んでいる気持ちをわかってもらえていないだけでなく、ばかにされているような気持ちにすらなり、いらだってしまいがちです。

言ったほうはむしろ「大丈夫？」と心配しているのを、あえて深刻に受け止めてほし

くないがために、明るく励ましているつもりなのでしょう。でもそれが裏目に出てしまうのです。

このケースでは「近所の人」というのがポイントで、いつもそばにいる家族なら、本人の体力がだんだん落ちてきて、気弱になっている様子を見ているため、また違った声掛けになっていると想像します。たまにしか見掛けないような人だと、「この間会ったときよりずいぶん弱々しくなっている」と、大きな〝落差〟を感じてしまうもの。言い換えればその人の頭の中には、もっと元気だったころの本人の姿が、焼き付いているのでしょう。

そのため、家族としては、周囲が思っている以上に本人は傷つきやすいこと、ちょっとしたことでふさぎこんでしまうことをわかったうえで、プライドを傷つけない言い方を工夫する必要があります。

それにはどうしたらいいか、次のケースで考えてみましょう。

薄着で風邪をひいた父をたしなめた

今までにたくさんの、透析患者さんとその家族に接してきて思うのは、同居している家族の方もまた、本人の体調をいつも心配しており、ささいな変化にも動揺しやすい傾向がある、ということです。

ちょっとでもつらそうな表情を見せる、息苦しそうに見える、ぼんやりしていて表情にとぼしい、食欲がない……など、もしかしたら本人以上に敏感で、本人が「なんでもない」「別にいつもと同じ」と言っても気になってしまう、そんな人が多いように思えます。

何かあったら大変、という思いが強いからでしょうか。おうおうにして「いつもより体調が良さそう」といった上向きな変化よりも、こうした下向きの変化のほうを敏感にとらえ、ともすると大げさに考えてしまいがちのように思います。

確かに、高齢になると、ちょっとした風邪から肺炎を起こし、短期間のうちに亡くなってしまう、というケースは決して少なくありません。透析患者さんとなるとさらに、免疫力が低下しやすいため、そうした重症化のリスクは家族も知っておく必要はあります。

ただ、だからといっていつも「何かあったら死んじゃう」と言わんばかりに、本人の体調を気にするのはどうでしょうか。その不安な気持ちは本人にも伝わるもので、「いつも見張られているような気がする」と落ちつかなくなってしまわないでしょうか。

このあたりの塩梅は難しいところで、なかには家族に〝姉さん女房〟のようにお尻をたたかれるくらいのほうがいい、という人もいます。しかしだいたいの人は、無関心でいられてもいやだし、かといって過度に気にされてもうるさいし、ある程度は放っておいてほしい、本当に困ったときにフォローしてほしいと思っているのではないかと考えます。

そんな心理状態にある人に、「だめじゃないの」は大いに逆効果をもたらすことは、ここまで読んでいただいた方ならおわかりいただけるでしょう。

言うほうにしてみれば、「こんなにいつも心配しているのに、薄着でいるなんて、不注意にもほどがある」と、腹立たしさが先に立っているかもしれません。

しかし裏を返すと「私が心配しているこの気持ちを、わかってもらっていない」不満の表れともいえないでしょうか。

そうであれば少し、家族側のエゴというか、気遣いを押し売りして見返りを求めているようにも受け取れなくもありません。

本人は本人で、風邪をひいたことだけでも十分へこんでいるのに、こんなふうに薄着を責められれば余計に落ち込んでしまいます。

つまり、「だめじゃないの」は誰にもメリットをもたらさない言葉なのです。

家族としては、こちらも療養生活に協力しているのだから、もっと気をつけてほしいという気持ちがあるのは十分理解できます。しかし、それを怒りや批判の形で表しても、お互いのためにはなりません。

それではどうしたらよいでしょうか。

一歩進めて、建設的な解決策の提案をするとよいかと思います。先の薄着のケースでしたら、「寒くなってきたらもう1枚、重ねましょう」の一言でも十分だと思います。少なくとも「だめじゃないの」よりはよほど建設的であり、現実的です。

透析患者さんでよくあるのが、ちょっとした段差でつまずいたり、転んだり、といったアクシデントです。そのときも「しっかりしないと」では具体性に欠けますし、言ったほうは励ましのつもりでも、本人は責められた気持ちになってしまうものです。

そうではなくて、どうしたらいいかを一緒に考えられる雰囲気づくりが大事かと思います。階段の上り下り運動をやってみようか、とか、もうちょっと散歩してみようか、など、具体的な行動に落とし込んだ提案ができると、本人も冷静に考えやすいのではないでしょうか。

「生きていても仕方ない」と弱気な父

「生きていても仕方ない」の言葉の裏には、楽しみがないとか、張り合いがないなどの、気持ちが沈んでいる様子が垣間見えます。またはもっと深刻に、自分などいてもいなくてもいい存在、などと思い詰めてしまっている人もいるかもしれません。いずれにしても、家族は、こんなことを言われたら気が気ではなくなってしまうでしょう。

生きがい、はややおおげさに聞こえるかも知れませんが、「これがあるから透析を続けられる」とか「このために、水分や食事制限を頑張れる」という「これ」がある人とない人では、やはりある人のほうが普段から表情も言動もいきいきとしているように思います。言わなければ透析をしているとは思えないほど、アクティブな人もいます。

ただ、それではそうした活動的な人たちが、なにか壮大な夢を持っているか、といえば実はそういうわけでもありません。世界一周の旅に出たいとか、事業を興して社長になる、など、もちろん全国を見渡せばなかには透析治療を受けながら健康な人に負けず劣らず社会との関わりを持って生きている人もいるにはいると思いますが、ごく限られた人なのではないでしょうか。大部分の人が、日常生活のなかで例えば好きなテレビ番組を観たいとか、散歩してきれいな景色をながめたいとか、趣味の将棋をさしたい、とか、そうした身近にある〝お気に入り〟を楽しみにして、日々を送っているのではないかと思います。

さらにいえば、「今日は体が痛くなくて調子がいい」とか「いつもよりぐっすり眠れた」といったようなちょっとした体調の良さが、自分の喜びになっている人もいます。そういう意味では、体は心のバロメーターといいましょうか、体が元気なら心もそう沈まず、楽観的でいられるようです。

以上のことから、家族にとってみれば「何か生きがいがあれば」と思うのは無理もないことですが、透析患者さんにとって、なかなか生きがいを見つけるというのはハードルが高いものであるといえます。

ただ、そんななかでも一ついえるのは、もし近い将来〝ハレの日〟が予定されていれば、本人にとって大きな励みになり得るということです。年代的に、お孫さんの誕生や卒入学式、結婚式といったイベントが多いように思います。

また、お孫さんもそういう存在なのかもしれませんが、自分より弱い何かが身近にいると、本能的に気に掛けたり世話をしたり、ということで自ずと自身はしっかりしてきたりします。典型的なのがペットで、犬やねこなどを家で飼っていたりすると、なんとなく話し相手になったり、面倒をみる対象になったりで、張り合いが出る人は多いようです。犬を飼い始めてから、いつのまにか散歩が日課になった、という人もいました。

いずれにしても、人生の大きな目標とか、かなえたい夢、というのではなく、日々の生活でできる範囲での小さな目標や、毎日これをやらずにはいられない、といったちょっとした習慣ができれば、張り合いにつながるのではないでしょうか。家族はプレゼンターとして、さりげなく「これやってみたら」「あれ面白そうよ」と、いろいろ提案する役回りができたらいいのかなと思います。

患者の言葉に家族が振り回され過ぎないこと

透析患者さんにとって、一日が「そつなく終わる」ことは健康な人よりも重い意味をもちます。というのもこれまで話してきたように、透析患者さんは調子が悪くなること、心身の状態が下向きになることのほうが圧倒的に多いからです。そつなく終われば上出来、という人も少なくないでしょう。

考え方を変えれば、毎日どこかしら調子が悪いのもまた、透析患者さんにとってそれほど珍しいことではない、ということです。なので、まずはあまり本人の言葉に家族が振り回され過ぎないことが大切かと思います。本人の体調に日々、一喜一憂していては、ストレスがたまる一方で、サポートもつらくなってしまうでしょう。

あくまで人によりけりですが、不調の話が口グセになっているケースもあります。よく、病院の待合室で高齢の患者さんが互いの〝病気自慢〟に花を咲かせるのと同じです。無意識のうちに、調子が悪い、どこが痛い、と言って家族が心配してくれることに安心を見いだしていることもあります。そんなとき、本人は特別、何か答えが欲しいとか何かをしてほしいとまでは願っていなかったりもするのです。ただ耳を傾けてくれる、心配してくれる、それだけでいいということもあるのです。

ですからもちろん、無視したり「わざと言っているでしょ」なんて否定的な反応をしたりしてはいけませんが、いい意味で受け流していいときも多々あります。「そうか、大変ね」と返して、こちらが何かをしてあげるのではなく、本人がどうしたいのか、あるいはどうしてほしいのかを言ってくるのを待つという手もあります。

ただし、本当に助けを求めている場合もありますので、見極めが肝心です。言葉だけでなく、見て明らかに表情がさえないとか、具合が悪そうであれば、あるいは精神的に落ち込んでいる様子がありありとしていれば、時間をとって向き合い、より詳しく話を聞く必要があるでしょう。

そして前項と同じように、前向きにできるだけ具体的な解決策を話し合えればよいと思います。

一緒になってあたふたするよりも、少しでも何かが変わるようアクションを起こせるほうが、本人にとって心の面で上向く可能性が高くなります。私はこれを「家族による下支え」と呼んでいます。つまりへこんでいる本人の気持ちを、それ以上へこまないよう支え、できればちょっと押し上げてあげる、それはなにも特別なことをしなくても、ゆっくり話を聞いてあげるだけでもできることもあります。

下支えがないと、本人の気持ちはどんどんへこんでいきます。それはいい換えれば心のバランスを崩している状態で、埋め合わせようと過食に走ったり水を飲んでしまったり、という行動に出やすくなってしまうのです。今までの診療経験から、前回よりもかなり体重が増えてしまった患者さんに事情を聞くと、なんらかのきっかけでひどく落ち込んだり、イライラしたりしたエピソードが必ずといっていいほど出てきます。

そうなると、健康状態に実害が及んでしまいます。家族としては、その前段階の「心のへこみ」の時点で一緒になってうろたえるのではなく、さっと下支えできたらいいのではと思います。

透析患者にとっての理想の過ごし方

透析患者さんは、大きな環境の変化を苦手とします。それは自分の体内環境が、透析治療により健康体の人よりも急激に変化しやすく、それにより体調を崩しやすいからです。

普段の生活でも、水を飲み過ぎたり、果物を食べ過ぎたり、塩辛いものを食べ過ぎたりすればとたんに、体に悪影響が出ますし、次の透析がつらくなります。体内環境が大きく変わるとダメージを受けやすいのです。

できるだけダメージを受けないこと、穏やかに過ごせることが透析患者さんの心身にとって最も望ましいと考えます。

それにはどうしたらいいか。まずはダメージを受けずに生活できる、〝自分にとって大丈夫なふり幅の範囲〟を知る、ことが、理想の過ごし方の近道と思われます。

例えば健康な人でも、いつもは毎食ご飯を茶碗1杯なのに、どんぶり3杯もおかわりしたら〝食べ過ぎ〟になり、体重が増えたり胃がもたれたり、なんらかの体調不良を起こすでしょう。健康に良いとされる運動だって、毎日1000歩程度しか歩かない人が、ハイキングで急に1万歩歩いたとしたら、翌日疲れがどっと出たり、足腰が痛くなったりとダメージを受けることが予想されます。

透析患者さんの場合、不調が出るまでの許容量がもっと狭くて、上の例でいえば茶碗2杯で体調を崩すかもしれませんし、2000歩で息が上がってしまうかもしれません。でも、見方を変えれば茶碗1杯半までなら大丈夫、1500歩くらいまでなら大丈夫、といえます。これが、その人にとっての許容量＝ふり幅の範囲なのです。

この範囲がわかっていれば、透析を受けていてもそのなかで自由にできます。

透析患者さんとその家族が陥りやすい思考に「なんでも極力我慢しなければならない」という考え方があります。つまり、塩分でも水でも果物でも「限りなくゼロに近いほうが望ましい」という考え方です。

もちろん少ないにこしたことはありません。でも「とにかく我慢しさえすればいい」では窮屈で、生活の楽しみが得られにくいものです。

そうではなくて、「この範囲だったら自由にできる」と発想を変えれば、たとえやっていることは同じだとしても心理的にずいぶん楽になるのではないでしょうか。

好きにできて、体調を崩すリスクも少ない、その状態は患者さんを安心させます。穏やかで安心できる生活を、多くの透析患者さんは望んでいるのです。

「透析さえなければあれもこれもできた」?

人生に「たられば」を言っていても仕方がない、とはいえ、現状に不満があればあるほど、もし……だったら、とつい考えてしまうものです。

透析治療を受けずにすめば、時間ももっと自由に使えるし、旅行も気がねなく行けるし、食べたいものも食べられる……いいことずくめのように思えます。透析になったばかりに、こうした多くの楽しみを諦めざるを得なくなった、愚痴をいつまでも言っている人は、こんな思いにとらわれ続けている表れでしょう。

もっとも、透析を受けずにすんでいる自分が、まったく問題のない健康体である保証はありません。別の慢性疾患にかかっていて、やはり時間や食事など、生活上の制限を受けているかもしれません。そういう意味でもやはり「たられば」ばかり考えていても何が変わるわけでも、満たされるわけでもありませんし、限られた時間の使い方としてはもったいないように思います。

ただ、愚痴を言うことで少しでも本人の気がすむのであれば、言わせておくのも家族のサポートのあり方の一つかなとも思います。家族としては、どんなに「たられば」を言われても現状は変えられない、つまり透析治療をやめるわけにはいかないので、家族にできることは「愚痴を聞くこと」しかないわけです。

気がすむまで言ってもらって、「それよりも、今をできるだけ穏やかに楽しく過ごすことを考えるほうが建設的だ」と気づくように、これまで挙げてきたような提案をしていけたらいいのではないでしょうか。

もう一つ、「透析がなければあれもこれもできた」の言葉の根本には、透析＝人の助けを借りることがいやな気持ちがあるのではと分析しています。

高齢の方に特に多いように思いますが、手助けされるのはみっともない、とか、情けない、という価値観を持っている人は一定数いそうだ、とこれまでの診療経験から感じています。

しかし、透析治療自体が、自分の臓器ではできなくなったことを機械に頼っているわけで、それによって生きられていることを受け入れられれば、かたくなな気持ちにも変化があらわれるのではないかと考えます。

透析を受けていても、受けていなくても、人は助け合い支え合って生活していくものです。自分も、誰かの役に立っている、誰かを手助けしていると実感できるようなことがあれば、自分がサポートを受けながら生きることも受け入れられると思います。

これについては次項でもう少し詳しくお話ししましょう。

毎日小さなことでも張り合いを

章の前半でも少し触れましたが、毎日これをしないと始まらない、とか、一日が終わらない、と思えるような習慣があると、それを楽しみに日々過ごすようになってきて、生活にメリハリがつき、張り合いにつながりやすいと思います。

それが何かの、あるいは誰かのためになるような「役割を果たすこと」であれば、なお良いのではないでしょうか。自分のしていることが人助けになっている、と実感できれば、うれしくなってまたやろう、もっと続けようという気持ちになるものですし、前項で話したように、自分が人から手助けされることに抵抗がなくなってくるものと思います。

人の役に立っていると実感できたとき、本人は「透析患者の自分」を少しの間だけでも忘れることができるのではないかと思います。忘れる、というのはあまり正確ではないかもしれませんが、人から「透析患者の○○さん」以外の見方で、自分を認めてもらえていると実感できれば、それもまた張り合い、生きがいにつながるものです。

どんな病気であれ、ひとたび「患者」になると、その人は他人からケアされたりサポートされたりする存在になり、周囲からもそう思われるようになります。透析のように亡くなるまで続くものであればなおさら、生きている限りそういう目で見られることはある意味仕方ありません。それが当の患者さんにとって重荷になり、人に迷惑を掛けている自分はだめな人間、とネガティブに思いこんでしまうこともあります。

家族など、周囲の人間からすれば病気ならケアをするのは当たり前、何かあれば手助けするのは自然なこと、と思っていても、本人は必要以上に「申し訳ない」と萎縮してしまうことも人によってはあるでしょう。この部分は個人差があり、そう思われることにまったく無頓着な人も確かにいます。ただ、受け取り方はどうであれ、「病人である自分」とは透析の場合、死ぬまで付き合う必要があります。

そこに、透析患者の自分ではない、例えば犬の世話をする自分、掃除を日課にしている自分、といった別の〝役割〟を認識できると、そんな臆した気持ちにとらわれずにすむ、というわけです。

もっとも、社会の中で、一人の人が複数の役割を持っていることはごく普通、といっていいでしょう。会社勤めをしながら一家の主婦でもあり、かつ子どもにとっては母親、とか、地域の自治会役員をしている一方、趣味のゴルフサークルの世話人もしていて、家では3人の孫がいるおじいちゃん、など、そのような人はたくさんいます。

ところが透析を受けるようになると、健康な人より生活に制限が課せられることもあり、治療に専念するためにもほかの役割から退いてしまう人が多いのかもしれません。それはとても残念なことです。小さなことでもよいですし、自治会やサークルなどでなくても、家庭内のことでよいので、なにか「毎日お願いね」といえるような役割が持てると、本人は結構気が晴れるものですし、毎日その役割を果たそうとすることで、張り合いも出ると思います。

自分などいてもいなくてもいい、と自棄を起こす患者

当院でこのような出来事がありました。

患者さんは70代男性で、親が残したマンションに一人暮らし。その建物の別の部屋に、それぞれ実姉と実兄も住んでいるという状況でした。

ある日、透析日になっても姿を見せないので、「これはまずい。何かあったに違いない」とお姉さんに電話し部屋に行ってもらったところ、衰弱した状態で倒れているのが見つかり、すぐ救急搬送。幸い命に別状はありませんでしたが低体温症を起こしており、その後しばらくはお兄さんの部屋に同居して様子を見てもらうことにしました。

実はその数カ月前、90代だったお母さんが亡くなっていて、気分的に落ち込んでいないか私も気になって、来院のたびに声を掛けていました。

本人はそのたびに「大丈夫」と言っていましたが、90代で世間一般では大往生と呼ばれる歳であったとしても、やはり親の死はこたえたのではないか、と、今になって思います。

それでもこの患者さんの場合、きょうだいが同じマンションに住んでいるというのが結果的に救いになりました。聞くところによるとあまりきょうだい仲はいいほうではなく、実兄とは同居中にもけんかをした、なんて話も本人から聞きましたが、とはいえ、お姉さんに発見されなければ命を落としていたかもしれませんし、けんかしながらも同居を受け入れ、健康状態を見守ってくれるお兄さんがいるというのはありがたいことです。

本人も口にこそ出さずとも、いざというときにきょうだいがいてくれたことで、「自分は一人ではない」「自分のことを見ていてくれる人がいる」と気づいたのではないでしょうか。実際、それから本人の健康状態はもち直し、倒れる前よりも良好になってきています。

このように、あなたを見ていますよ、というメッセージが生活のなかで本人に伝わり孤立させないことが、透析治療を前向きに続けるのに大事なのかもしれません。見られていると思うだけでも、自分の存在感を自分で認識し、襟を正すものではないでしょうか。

穏やか過ぎるよりは多少の刺激があったほうがいい

ここまで私は、透析患者さんの理想的な過ごし方として、「穏やか」であることが良いと述べてきました。体調もメンタルも大きく揺れ動かないようにして、変化があっても自分が心地よく過ごせるふり幅の範囲内におさめバランスを取るという考え方です。

しかしだからといって、毎日まったく代わり映えせず、いつも同じように過ぎていったらどうでしょうか。穏やかさを通り越してマンネリ、つまらない、ということになってしまうのではないかと考えます。

刺激がなさ過ぎることも、張り合いがなくなり精神面であまりよくありません。

他施設ですが、こんな例があります。その施設はほぼ担当制、つまり毎回同じ看護師がついて透析開始から終了までのケアを行っています。そしてそこでは、誕生日に必ずメッセージカードを送ることにしているそうです。

いくつになっても誕生日はうれしいもので、患者さんからも好評なのですが、それが毎年になると初回のサプライズ感は次第になくなり、形骸化してしまうのは否めません。誕生日以外で、なにかサプライズになるものはないものかと、その施設では次の一手を考え中だそうです。

こんなふうに、ちょっとしたサプライズが時々あると、本人がうれしいだけではなく、ほかにもいろいろ、いいことがあると思っています。

透析でつらいことがあったとしてもいつまでもクヨクヨせず、気持ちを切り替えることがしやすくなるかもしれませんし、食事制限などの不便さがあっても、頑張ろうと明日以降へのモチベーションにつながる人もいるでしょう。そして忘れてはならないのが、こうした出来事があるとコミュニケーションも活発になりやすいということです。

今までに何度もお話ししてきましたが、コミュニケーションが活発になれば体の活性が高まることも期待できますし、認知機能の低下予防にも良いでしょう。周囲との関係も良好になりますし、自分を見ていてくれる、と、自分の存在感も再認識できます。

取りたててびっくりするような出来事でないとしても、なにか日常とはちょっと違う新鮮な気持ちを味わえるような工夫でもいいのかなと思います。例えばインテリアを少し変えてみるとか、新しいシャツやタオルにするとか、整理整頓して部屋をスッキリするとか、身近なことで目先が変われば、それもいい刺激になり、コミュニケーションのタネになるかもしれません。

第六章

考え方次第で苦にならなくなる
——患者さんから学ぶ、より良い透析ライフのヒント

信頼関係が、望ましい行動を生む

本書の総まとめとして、当院の患者さんのエピソードを紹介します。既にお亡くなりになった方もいますが、いずれも数年に及ぶ透析生活のなかで、より良く生きよう、日々張り合いを持って過ごそうと、自分にできる範囲での取り組みをしています。

ただし、皆最初から意欲的だったわけではありません。診療室でのちょっとした会話がきっかけだったり、あるいは透析でつらい思いをした、などの体験を通したりして、考え方をちょっと変えた結果、行動も無理なく自然に変わった、といえるのではないでしょうか。

これらのエピソードの中で、私は特別、人の心を動かすようななにかすごいコミュニケーションスキルを使っているわけでは決してありません。

世の中にはビジネス書や対人関係を扱う書籍で、コミュニケーションのノウハウを伝授するものも数多くあります。確かに、人の心をつかむとか、会話をスムーズにするのに有効なワザは存在しますし、それを学び「型」から入ることも否定はしません。ただ、「型」に心が伴っていなければ、それはうわべだけ取り繕うことになってしまうのではないでしょうか。

それでは、特に長い期間患者さんとお付き合いすることになる透析治療の場合、すぐに〝ぼろ〟が出てうまくいかないと思うのです。

まずは患者さんの気持ちに寄り添うこと、当院が患者さんにとって居心地の良い場であるにはどうしたらよいか考えることが先で、その姿勢をぶれずに取り続けていれば、実際に口から出るのはありふれた言葉であっても、患者さんに思いが伝わり、いい関係をつくることはできると確信しています。そして、いい関係ができれば、自然と患者さんのほうから「こうしてみようかな」と望ましい行動をとるようになっていったりするものです。

そして、そんな患者さんたちの考え方や行動の変化から、私のほうも、「そういえば自分はあのとき、あんなことを言っていたかな」と過去を振り返り、患者さんにどのように接したら良い関係が生まれるのかを〝おさらい〟することが多々あります。そうした意味では患者さんから逆に、学ばせてもらっているのかもしれません。

前向きな気持ちは循環する

本書の最初のほうで私は、透析患者さんの多くは「自分は透析なしには生きていけない体になった」とネガティブな感情を抱いているので、そこに「あれもだめ、これもだめ」と言ってはますます落ち込んでしまう、というようなことを述べました。よく、何かをするときに「失敗するかも」と思うと本当に失敗してしまう、といわれますが、心のありようは行動や、現実に起こることへ反映されることを、皆なにかしら経験的に知っているのではないかと思います。

逆に、前向きな気持ちになっていれば、ささいなことで落ち込んだりせず、失敗を恐れたりもせず行動を起こし、良い結果を手に入れやすいというのも、科学的な説明は難しいのですが、皆今までの経験から思い当たることがあるのでは、と思います。

良い結果が得られれば当然、さらに気分が良くなり「よし、次も！」とますます前向きになるでしょう。心にゆとりが生まれ、多少の困難があっても動じず、周囲に対しても肯定的に接することができるようになるので、円滑なコミュニケーションが取りやすくなります。

つまり前向きになると、自分にとって良い出来事が起こりやすくなるだけでなく、対人関係も良好になることが期待できるのです。

実際に、臨床心理学の領域では、こうした良い循環、心と現実に起こることの相乗効果に着目した心理療法も近年、広まりつつあると聞きます。

透析に関わる医療従事者は、この良い循環をいかに生み出すか、が、患者さんの透析生活の質を高めるカギになるのではないでしょうか。これは透析に限らず医療全体にもいえることかもしれません。

Case1

Aさん　60代　男性

以前は新聞配達店を営んでいましたが、時代の流れもあり店をたたんでからは、大手通販会社の配達員として働いているAさん。糖尿病腎症により透析を導入してから5年になりますが、今も元気で毎日のように配達へ出ています。

もともと体を動かすことが好きなこともあり、運動面では毎日の仕事で十分にできているといえます。店をたたんだときに、まったく別の仕事をすることも考えたそうですが、やはり長年の配達の仕事が自分には性に合っていて、あちらこちら動き回ることに楽しみや、やりがいを感じていると再認識したそう。透析日の前後は多少、だるさを感じることもあるものの、体を動かしているとそんなことも忘れ、仕事が終わったあとも友人の誘いに応じて遊びに行ったりする行動派です。

しかし一方で、水分管理は少し苦手。というのもAさんは普段、よく体を動かしているだけに、水を飲みたくなってしまうからです。透析患者さんは、汗はほとんどかきませんし、水を排泄できませんから、飲んだ分は体内にたまっていきます。それに加え、個人事業主で時間の融通がきき、付き合いも広いAさんは、友人と飲みにいくことも多く、予定外に水分を摂ってしまうこともしばしばあります。

本人も気をつけてはいるようなのですが、友人と会うときなどはついつい雰囲気にのせられて飲んでしまい、体重がオーバーしやすいので、そこは私が毎回モニタリングして、こまめにAさんに声を掛けるようにしています。ドライウエイトを2kg上回ると配達がきつくなるよ、と仕事に絡めてやんわり指摘するとわかってもらえるようです。

どうしても、のときには少しだけ透析時間を延長することもありますが、それが毎回になっては困るので、あくまでやむを得ない対応として「今日は特別だよ」と念を押すようにしています。

このように、人によって運動のことは任せていいけれど、水分管理は甘くなりがち、など、得手不得手がありますので、コントロールが苦手な部分を私が気をつけて見ているようにしています。Aさんもそれによって、自分のことをいつも見てくれていると安心しているようで、時々、「透析時間を延長して」とわがままを言ってくることはあっても、良好な関係を保ち今に至っています。

Case2

Bさん　70代　女性

透析歴5年のBさんは、透析導入前から犬を飼っていて、散歩が日課でした。住まいの近くに多摩湖と玉川上水の水が流れ込む小川があるのですが、その川べりを20〜30分、犬と一緒に歩いているそうです。導入前に飼っていた犬は老衰で数年前に亡くなり、今は2代目。あるとき、「犬の世話をしないと、と思うと透析にも張り合いが出る？」と軽くたずねたところ「そりゃそうよ」とうれしそうに言った顔を今でも覚えています。

Bさんは、糖尿病性腎症ではなく別の要因で透析導入に至ったのですが、導入後に血糖コントロールが悪くなり、糖尿病を発症してしまいました。そのためここ2、3年でずいぶんやせてきてしまって、フレイル（虚弱）が心配な状態です。

ただ、考えようによっては、もし犬の散歩を日課にしていなかったら、とうにフレイルになっていたかもしれません。

最近、よく転んでしまうのがBさんの最も大きな不安の種です。当院は2階が透析室になっており、エレベーターもあるのですが、元気な人は階段を使っています。その階段を上りきれるかどうかを、私は近いうちにフレイルになるかならないかを推し量る、一つのバロメータにしています。

ついこの間、Bさんがその階段の最後の1段が上れず、転んでしまったことがありました。それまでできていたことができなくなると、精神的に大きなダメージを受けやすいことは前章までお話ししてきたとおりです。Bさんも例外ではなく、転んでからはあまり元気がないので、気に掛けています。

ただ、それでも犬の散歩は続けているようで、本人はわざわざ改まって言うことはありませんが、良い運動習慣になっていることと、犬の世話をすることで気が晴れたり、まだまだ自分がしっかりしなければと奮起したり、精神的なバランスをとるうえで犬の存在がBさんにとって大きなものであることは、間違いなさそうです。

Case3
Cさん　80代　男性

この方は残念ながら少し前にお亡くなりになってしまったのですが、ラジオ体操を毎日欠かさず続けていました。

この世代の男性にしてはまめな方で、奥さんが長い間体調を崩しており、Cさんが食事の支度をはじめ家事をよくしていました。しかし、糖尿病性腎症で透析を導入してから数年後に、腎臓がんを発症してしまったのです。すべての人ではありませんが、透析導入後の腎臓にがんができやすいことはよく知られています。

手術を受けたものの、肺へ転移。ただ病巣が小さく、進行も遅かったのでしばらく経過観察をしていました。

それから5年ほど経ち、Cさんは倦怠感に悩まされるようになってきました。今考えれば、もしかしたらがんによるものだったのかもしれないのですが、がんの進行自体は相変わらず遅く、ほかに困った症状は出ていなかったので、当時は原因不明のだるさと

Cさんも私も、がんの主治医もとらえていました。

ある日の透析時に、「朝起きても体が重くて、しゃきっとしない」といったような相談を受けたので、私は、「ラジオ体操をしてみては」と提案しました。ご存知のとおりラジオ体操は朝の6時30分から10分間、毎日放送されますので、その時間に起きられれば、朝のだるさを軽くするのにいいかもしれない、と思ったからです。

また、ラジオ体操はしっかり行えば全身運動になる、よくできたプログラムであることは第三章で話したとおりです。

そう言ってみたところ、Cさんは素直に聞き入れてくれて、毎日体操をしてくれるようになりました。以前から体をこまめに動かすほうとはいえ、健康な人でも年齢を重ねればだんだんおっくうになり動かなくなってくるので、ラジオ体操が習慣づけられたというのはフレイル予防の観点でも、とても喜ばしいことだと思います。実際、Cさんは毎回、透析日には、当院2階の透析室へエレベーターを使わず、階段を使って入退室していました。

私も、十全大補湯や補中益気湯といった、滋養強壮に良い漢方を処方するなどで、体力面のサポートを試みました。

ラジオ体操を続けて1年後、調子は良くなったり悪くなったりで目覚ましい改善はなかったものの、毎日決まった時間に体操をすることで生活リズムが整い、だらだらと体力が落ちていくのをある程度は防げたのではないかと思います。

そんなある日、不整脈がきっかけで総合病院を受診したところ、心臓が弱くなっていることがわかり、ペースメーカーを入れざるを得なくなりました。Cさんはその後も車椅子で透析に通ってきたのですが、数週間後に肺炎を起こし、あっという間に感染症で亡くなってしまいました。

透析患者さんは免疫力が低下しているので、体力がなくなり感染症で亡くなるリスクがとても高いのですが、Cさんも車椅子になってから、がくんと体力が落ちたように見えていましたので、免疫力も弱くなっていたのではと推察されます。肺がんのほうは末期の状態ではなかったので、肺炎さえ起こさなければと残念です。

このように、Cさんの場合は、だるいと不満ばかり言ってなにもしない、というのではなく、自分でなんとかしよう、と私に相談くださり、アドバイスにしたがってラジオ体操を実践してくださったことに、前向きに生きようという姿勢を感じました。患者と医師とで、コミュニケーションを取りながら、一緒に困難を乗りこえようとしたことは、私にとっても良い経験となりました。

Case4
Dさん　70代　女性

透析歴10年近くになるDさんは、お人柄は良いのですが水分のコントロールにいつも苦労していました。3時のお茶の時間が楽しみで、つい飲み過ぎてしまうのです。果物も大好きで、伊予柑を1個一度に食べてしまったりして、カリウムの制限もあまり守れていませんでした。透析前の計量で、ドライウエイトを3kgもオーバーしていることがしょっちゅうあり、本人に指摘しても、いけないのはわかっているのだけど、つい……と、あまり反省の色がありません。頭ごなしに怒るわけにもいかず、ただただ、透析がつらくなりますからほどほどに、と言うしかありませんでした。実際、透析が終わるといつもつらそうなのですが、本人は自分の不摂生のせいとわかってはいるので、それに対して不満を言うことはありませんでした。

そんなDさんが、ある出来事をきっかけにがらりと、食事に対する姿勢を変えたのです。

数年前、シャントが狭くなったために近隣の病院で処置を受け、１週間入院したのですが、そのときに「透析がとても楽だった」と言うのです。

それもそのはず、入院中は病院から塩分もリンやカリウムも計算されている透析食が供されますから、体重の増加が抑えられます。「なんでこんなに楽なんだろう」とＤさんがよくよく体重をチェックしたら、１・５kgしか増えていなかったそう。その状態で透析を受ければ、体に無理がかかりませんから楽なはずです。なにしろ当院では、３kgも増えていましたから……。

Ｄさんはそれまで頭では、体重が増え過ぎれば透析がつらいことは理解していたのですが、こうして身をもって体験したことが、とても良い薬となりました。「透析がこんなに楽にすむのなら」と、退院後は、それ以前と打って変わって、水分やミネラルに気をつけるようになったのです。

別の患者さんですが、やはり果物を大量に食べて、いつもより１kgも体重オーバーした結果、透析後に血圧が急降下してしまったことがありました。透析自体はなんとか終わったものの、その後シャントが詰まってしまい、すぐに詰まった血栓を取り除く手術を受けることに。その人もそれ以降、無茶をしなくなりました。

だからといって、コントロールがうまくできない患者さんすべてに対し、身をもって痛い思いをしたほうがよい、などとは思いませんが、時には、医師が一所懸命コミュニケーションを取って生活を改善してもらおうとしてもうまくいかず、患者さんが自分で経験するほうが〝効き目〟があるケースもあります。

重要なのは、こうした経験をしたときに、望ましい行動をとれるよう強化してあげる言葉掛けをすることだと思います。

私も「Dさん、そうでしょう。体重が増えなければ、透析は楽にすむんですよ」と大げさなほど強調して、水分やミネラル制限へのモチベーションを高めるようにしました。これもコミュニケーションの一つの活用法だと思います。

Case5

Tさん　50代　男性

この方も数年前にお亡くなりになってしまいましたが、忘れられない患者の一人です。もともと別の施設で透析を受けていましたが、脳に障害があり、また、統合失調症の診断も受けていて、周囲とのコミュニケーションがうまくとれず、週1回しか施設に通っていませんでした。音や光などの環境が気に障るとか、じっとしているのが苦痛とか、その時々で理由は違っていましたが、施設に行くことがいやだった様子です。

そのTさんが、当院がまだ透析を行っていないころ、皮膚にいぼができたと受診してこられ、それを外科的処置で取り除いたことから、信頼してもらえたのかどうか、たびたびここが痛い、調子が悪いと相談に来るようになりました。そのうち当院が透析を始めることを知り、ここで透析をしたいと転院してきたのです。

話を聞くと、透析をきちんと受けなければ命に関わる、といった重要性についてはわかっていたようでした。しかし、当院へもなかなかスケジュールどおりには来てくれませんでした。ある日などは、当院から徒歩1分程度の、駅のロータリーまで来ていながら、どうしても足が向かない、と、そこから私あてに電話をかけてきたことがありました。私はすぐロータリーまで迎えにいき、クリニックまで一緒に行って、そのときは透析までこぎつけたのですが……。話を聞くと、駅に着いたら急に不安感が強くなって、こんな状態で何時間も透析したら、自分の体がどうにかなってしまうのではないか、との思いにとらわれ、気持ち悪くなってしまったそうです。

そんなこともありましたが、いろいろ会話をしていくうちに表情や態度に好ましい変化が見られてきました。出会ったころは能面のように表情がなく、言葉もとぎれとぎれでつながりがないときもあり、何を考えているのかわからないような感じだったのですが、次第に口数も多くなり、こちらが何か言ったことでクスリと笑ったりと表情も出てきて、それとともに透析回数も増えてきたのです。

ご存知のとおり、透析は月13回が基本ですが、Dさんの場合、前の施設では週1、つまり月4回しか通っていませんでした。それでは体調も悪くなるはずですし、精神面にも悪影響が及ぶでしょう。

それが、当院に来てから変化が見られました。最初のころこそしばらくは週2回、月8回が限度だったのですが、お亡くなりになる直前は月12回と、ほとんど休まず通院してきてくれたのです。

ある日、Dさんは自宅で突然死してしまいました。推察でしかありませんが、かつては週1回しか透析を受けていなかったので、心臓に相当、負担が蓄積されていたのではないかと思われます。はじめから当院で透析を受けていたら、あるいは……と残念でなりません。

本人の話では、前の施設ではスタッフもほかの患者さんも、腫れものに触るようでまともに話し相手になってくれる人がいなかったそう。彼の口からはっきり聞くことはできませんでしたが、当院にきてから居心地の良さを少しは感じてもらえたかなと、通院回数の多さや彼との会話でクスリと笑ってくれたことなどから、そう思っています。

いかがでしたでしょうか。

透析しにいくことを前向きにとらえている患者さんは少ないのが現実です。だからこそ私は自院を「もう一つのホームグラウンド」として、家に帰ってくるような感覚で来てもらえたら、前向きになってもらえるかなと考え、居心地の良さを追求しています。ただ、どんなに院長一人がそう思っていても、スタッフに伝わっていなければ当然、患者さんにも届きません。スタッフは院長の鏡であるべきと考えています。

例えば第四章でお話しした、穿刺の失敗を繰り返して、それをさして重大なことととらえていないスタッフがいる施設は、その施設の院長も、同じように穿刺を重要視していない、と見なされても仕方がない、ということです。

逆に、院長が居心地の良さを追求しようと思えば、自分一人ではできませんから当然、スタッフと共有するよう努力します。そのようにして院内皆で努力している姿勢を見せていると、患者さんにもその思いが伝わり、前向きにと変わってくるのを感じます。

これが、先に書いた「前向きな気持ちの循環」です。

そして、居心地の良さを追求するには、院長が自分の頭の中だけで「こうしたら居心地が良いだろう」と考えるだけでは不十分です。それはおうおうにして「院長にとって居心地が良い」でしかない、独りよがりな考えに陥りがちだからです。

本当に居心地の良い施設は、透析を受けにくる患者さん一人ひとりのことをよく知ろうとし、思いやれること。これが行動に移せなければ「第二のホームグラウンド」にはなれません。

このことは、家族の方にも当てはまります。一緒にいる時間や年数が長いだけに、理想論だけでは語れないのが家族関係だとは思いますが、穏やかに過ごせる、安心していられる環境が透析生活には最も望ましいといえます。それには「あれもだめ」「これもだめ」ではなく、狭い範囲であっても「ここまでならできる」と自由が利く範囲を認め、その中での本人の裁量を認めてあげることかなと考えます。

信頼して、裁量を認めていれば、その限度を超えてしまったときにも指摘しやすいのではないかと思います。

それでも、食事のコントロールができない、運動しない、加齢に伴い体は衰えていくし、閉じこもってしまいがち……など、気がかりなことはいろいろあるでしょうし、食事はうまくいったけれど運動が、とか、この間までよかったけれど最近体が衰えてきて、など、問題は常に流動的なのが普通です。

そんなときに、施設に気軽に相談できれば、家族も抱え込まずにすみますし、解決のためのいい知恵も浮かびやすいのではないかと思います。施設選びはそのためにも重要で、単に家から近いとか、設備が新しいといったことだけではなく、患者さんのことをよく見てくれていて、本人からも家族からも相談にのってくれるところが望ましいでしょう。

繰り返しになりますが、透析を導入すると透析中心で生活を考えなければならなくなるのは仕方ありません。

だからこそ、透析とは決まったスケジュールで流れ作業のように治療を受けて終わり、ではなく、その人の生活を支障なく穏やかに、そしてより質の良いものにするにはどうしたらよいか、までサポートできて初めて、透析の治療効果を最大限に引き出すことができるのではないでしょうか。

そしてそれは「透析だから〝生かされているだけ〟」ではなく、「透析でも〝より良い人生を送れる〟」につながる。そう信じています。

おわりに

あれは今から25年前、私が研修医2年目のときの出来事でした。

都内の重症患者さんの救命を担う三次救急指定の広尾病院に、一人の女性の患者さんが運ばれてきました。壊死性筋膜炎という感染症で、バクテリアが筋肉組織に入り全身を巡るという病気です。その方はすでに、ほぼ全身に菌が回っており、敗血症を起こしかけていました。

脳も髄膜炎を起こしており、9割9分、数日内に亡くなるケースです。しかし、私たちのチームは必死の治療を施し、奇跡的にこの方は助かったのです。

外科手術による壊死部分の切除、抗生剤による感染治療、すべてが奏功し1カ月半後に意識が戻ったのですが、そのときに大きな役割を果たしたのが透析でした。

腎不全の患者さんに行う透析とは別のものですが、血液を体外に出して感染源や毒素を取り除く治療であり、透析と同じ血液浄化療法に分類されます。これがうまくいったことで、患者さんが新たな感染症にかかることを防ぎ、回復基調に向かったのです。

このときの体験は私に強烈なインパクトを与えました。透析治療がいかに、人命を救う重要な、そして効果の高い治療かを目の当たりにし、以降、透析治療をリスペクトするようになったのです。

今でももちろん、そのときの気持ちを忘れることはありません。

透析治療をリスペクトしているからこそ、患者さんにはしっかりと、前向きに受けていただきたいですし、そのために心地良い環境、なんでも話せる雰囲気づくりをずっと心がけてきました。

医療者から見ると、一般的に老廃物を除去する透析治療は、病気や怪我を治すための治療に比べると、魅力があるとはいい難いのが現実です。しかし今や、透析治療で50年以上、生きている人もいる時代です。腎臓移植が進まない日本において、透析治療は腎臓機能が低下した人にとって生きるための重要なツールの一つであることは間違いありません。

ですから患者さんにももっと、「透析を受けるしか生きる方法がないから、いやいや受けている」ではなく「透析で永らえている命の時間を、少しでも楽しく穏やかに使おう」と思っていただけたらうれしいし、施設も「いつも変わり映えしない治療をしょうがなく」ではなく「少しでも患者さんの心身状態が良くなるように」コミュニケーションも含め、工夫する余地はまだまだあると思っています。

本書は、透析生活が楽しくなる生活のちょっとしたヒントを中心にまとめましたが、ベースにあるのは「患者さん一人ひとりのことをよく知ろうとすること」だと思っています。Aさんにとっては良いアドバイスになっても、Bさんにはマッチしないのはよくあることです。なので、本書も決してマニュアルではなく、一つの考え方として参考にしていただき、家族であれ施設であれ、患者さん本人とコミュニケーションを取る中で、その人にとっての最適解を見つけていただくというように使っていただければ、本書を著した甲斐があったというものです。

東村山ネフロクリニックの患者さんをはじめ、本書の執筆にご協力くださったすべての方に御礼申し上げます。

最後までお読みくださり、ありがとうございました。

【著者】
医学博士　江川宏寿（えがわ　ひろとし）

【プロフィール】

日本外科学会専門医、日本透析学会専門医、認定産業医。東村山ネフロクリニック院長。平成8年昭和大学医学部医学科　卒業後、同大学病院　第二外科学（現　消化器・一般外科学）教室に入局。医局より各病院に出向し、消化器外科、腎不全外科の研鑽を積む。平成14年、札幌北楡病院にて腎移植、人工透析に携わり、昭和大学病院　消化器・一般外科（腎臓移植部門）助教を経て、平成28年に開業、現在に至る。患者を一人の人間、生活者としてとらえ、密にコミュニケーションを取り、ベルトコンベアー的になりがちな透析治療を、血の通ったものにするよう心掛けている。「声掛けこそが、透析と前向きに向き合うための最良の手段」がモットー。

透析生活が楽しくなる本

2019年11月5日　第1刷発行

著　者　　江川 宏寿
発行人　　久保田貴幸
発行元　　株式会社 幻冬舎メディアコンサルティング
〒151-0051　東京都渋谷区千駄ヶ谷4-9-7
電話　03-5411-6440（編集）
発売元　　株式会社 幻冬舎
〒151-0051　東京都渋谷区千駄ヶ谷4-9-7
電話　03-5411-6222（営業）
印刷・製本　シナノ書籍印刷株式会社
装　丁　　刀根晴香

検印廃止

ISBN 978-4-344-92565-6　C0047
幻冬舎メディアコンサルティングＨＰ
http://www.gentosha-mc.com/